Babu Salam
Jacob Raja
Johnson Raja

Rigenerazione ossea guidata

AF209892

Babu Salam
Jacob Raja
Johnson Raja

Rigenerazione ossea guidata

Un approccio prevedibile

ScienciaScripts

Imprint

Any brand names and product names mentioned in this book are subject to trademark, brand or patent protection and are trademarks or registered trademarks of their respective holders. The use of brand names, product names, common names, trade names, product descriptions etc. even without a particular marking in this work is in no way to be construed to mean that such names may be regarded as unrestricted in respect of trademark and brand protection legislation and could thus be used by anyone.

Cover image: www.ingimage.com

This book is a translation from the original published under ISBN 978-620-3-30390-2.

Publisher:
Sciencia Scripts
is a trademark of
Dodo Books Indian Ocean Ltd. and OmniScriptum S.R.L publishing group

120 High Road, East Finchley, London, N2 9ED, United Kingdom
Str. Armeneasca 28/1, office 1, Chisinau MD-2012, Republic of Moldova, Europe
Managing Directors: Ieva Konstantinova, Victoria Ursu
info@omniscriptum.com

Printed at: see last page
ISBN: 978-620-3-48066-5

INDICE DEI CONTENUTI

INTRODUZIONE

Il processo alveolare è una cresta ispessita di osso che contiene le cavità dei denti (alveoli dentali) nella mascella e nella mandibola. L'osso alveolare si conserva attraverso la pressione e lo stimolo della masticazione. Dopo la rimozione del dente, la conservazione completa e il ripristino del volume originale della cresta dopo il rimodellamento dei tessuti sarebbe l'ideale. Sfortunatamente, questo di solito non è il caso. Quando un dente viene rimosso, c'è un riassorbimento dell'osso alveolare e la perdita ossea è maggiore quando c'è la perdita di più denti. La rimozione dei molari nella mascella superiore può causare un ulteriore riassorbimento dell'osso a causa dell'espansione della cavità sinusale. Questi cambiamenti vanno da una perdita media di osso verticale di 1,5 a 2 mm e una perdita media di larghezza della cresta orizzontale del 40-50% nell'arco di sei-dodici mesi di guarigione. [1]

La maggior parte dei cambiamenti dimensionali si verifica durante i primi 3 mesi e continua nel tempo, con un ulteriore 11% di perdita di osso volumetrico durante i successivi 5 anni. Ashman et al. hanno dimostrato che l'estrazione dei denti ha portato a circa il 40% - 60% di perdita di altezza e larghezza dell'osso rispettivamente entro 2 - 3 anni. Più spesso, un maggiore riassorbimento osseo si verifica nel piano orizzontale che nel piano verticale, portando a una perdita più grave della larghezza alveolare. La presenza di deiscenze ossee o fenestrazioni durante l'estrazione può aumentare il rimodellamento alveolare post-estrazione, portando a una concavità buccale ancora più grave dopo la guarigione. [2]

Nel tentativo di minimizzare o prevenire il riassorbimento osseo post-estrattivo e di preservare l'integrità della cresta, si raccomanda di posizionare un innesto di mantenimento dello spazio nell'alveolo al momento dell'estrazione. Sono state utilizzate varie tecniche e materiali di conservazione della cresta.

2

La sostituzione dei denti con protesi totali o parziali non risolve il problema del riassorbimento della cresta, poiché le protesi esercitano una pressione masticatoria molto ridotta (fino al 10% o meno) sull'osso rispetto ai denti naturali. [3]

I restauri supportati da impianti sono un'opzione di trattamento consolidata per l'edentulismo parziale o completo. Il restauro implantare ha una notevole conservazione della cresta alveolare residua che varia dalla riduzione del tasso di riassorbimento fisiologico all'induzione dell'apposizione ossea. Questo suggerisce il ruolo dell'impianto nel preservare la cresta alveolare dal riassorbimento fisiologico/patologico. Un risultato di successo, che soddisfa le esigenze funzionali ed estetiche del paziente, richiede il posizionamento dell'impianto in un osso alveolare sufficiente nella posizione tridimensionale corretta. Storicamente, la posizione dell'impianto era in gran parte determinata dalla quantità disponibile dell'osso alveolare incontaminato, anche se questo a volte portava a problemi di restauro. Pertanto, c'è stato uno spostamento verso una pianificazione a ritroso guidata dal restauro nel determinare la posizione di un impianto. [4]

Il posizionamento protesico degli impianti per ottenere risultati funzionali ed estetici ottimali indica un sito di inserimento implantare senza la quantità minima di larghezza e altezza dell'osso necessaria per la stabilità e l'osteointegrazione dell'impianto. Pertanto, le procedure di aumento dell'osso sono necessarie quando la cresta alveolare incontaminata non presenta le dimensioni adeguate per il posizionamento degli impianti, soprattutto nella zona estetica. Sono state sviluppate diverse procedure chirurgiche di aumento della cresta alveolare. Queste comprendono la divisione e l'espansione della cresta, il trapianto di blocchi ossei da siti donatori intra o extraorali, l'innesto di faccette onlay, l'innesto interposizionale inlay, l'osteogenesi di distrazione, l'osteoplastica a sandwich e la rigenerazione ossea guidata (GBR), che possono essere condotte da sole o insieme alle procedure di innesto per ripristinare la struttura ossea persa per consentire il posizionamento degli impianti e anche a fini estetici. [5]

La GBR ha dimostrato alte percentuali di successo a lungo termine (tassi di sopravvivenza dell'impianto) che sono simili al posizionamento dell'impianto nell'osso incontaminato, sulla base di pubblicazioni ad alto livello di evidenza. Inoltre, è stato dimostrato che queste percentuali di successo si ottengono sia che la GBR venga applicata con un approccio simultaneo o graduale. [6] La GBR è una tecnica di aumento della cresta alveolare che ha dimostrato di produrre risultati eccellenti e riproducibili. La GBR utilizza una membrana (riassorbibile o non riassorbibile) e con o senza materiali da innesto sotto il periostio per creare e mantenere uno spazio intorno al difetto osseo in cui può crescere nuovo osso. Poiché le cellule osteoprogenitrici crescono relativamente lentamente, la membrana separa lo spazio mantenuto dalle cellule epiteliali e del tessuto connettivo che proliferano rapidamente, impedendo la loro migrazione nel difetto. [2]

Originariamente sviluppata sulla base dei principi dell'ingegneria tissutale da Karring e Nyman nel 1979, la GBR è stata ampiamente applicata con successo all'aumento della cresta alveolare laterale per sostenere la crescita di nuovo tessuto duro su una cresta alveolare per consentire il posizionamento stabile di impianti dentali. La rigenerazione ossea guidata si riferisce tipicamente all'aumento della cresta o alle procedure di rigenerazione ossea; la rigenerazione tissutale guidata si riferisce tipicamente alla rigenerazione dell'attacco parodontale. La tecnica può essere applicata ai difetti dell'alveolo di estrazione, all'aumento della cresta orizzontale e verticale, alla correzione dei difetti di deiscenza e di fenestrazione intorno agli impianti e nella periimplantite. La GBR è diventata una metodologia chirurgica prevedibile per migliorare la formazione di nuovo osso. [7]

Questo scritto della letteratura fornisce una conoscenza completa sulla rigenerazione ossea guidata, insieme a una breve revisione sui dati attualmente disponibili per quanto riguarda gli approcci innovativi emergenti e i risultati a lungo termine dopo la GBR.

All'inizio degli anni '80, **Sture Nyman** e **Thorkild Karring** (coppia di scandinavi) discutevano a notte fonda sulla guarigione parodontale e sull'influenza relativa di 4 tipi di tessuto: tessuto connettivo gengivale, epitelio gengivale, osso e legamento parodontale. Hanno avuto l'idea di usare una barriera per isolare selettivamente i tipi di tessuto. Stavano formulando il loro modello di ricerca con il valore aggiunto della leadership di **Jan Lindhe.** Il loro primo esperimento umano dimostrò che isolando selettivamente la gengiva da un difetto parodontale in via di guarigione si poteva ottenere la rigenerazione del legamento parodontale e del cemento. Nel frattempo, **John Prichard**, uno dei padri fondatori della parodontologia negli Stati Uniti, introdusse la "procedura di pushback" in cui la gengiva veniva de-epitelizzata in modo da limitare la sua rapida migrazione. Anche se efficace, la procedura era dolorosa, e Prichard era alla ricerca di una tecnica più "gentile". Aveva avuto l'idea di utilizzare una lamina d'oro come barriera alla migrazione epiteliale, ma la lamina si stava dimostrando difficile da usare clinicamente. Nel 1982, **Prichard** incontrò un rappresentante della W.L. Gore and Associates, Inc. (Gore), sviluppatore dell'innesto vascolare Gore-Tex. Dopo molte discussioni, considerò la possibilità di usare il politetrafluoroetilene espanso Gore-Tex (ePTFE), estremamente inerte e biocompatibile, come sostituto della lamina d'oro. [8]

Costruire la prima membrana per la rigenerazione parodontale

Allo stesso tempo, due ricercatori Gore erano impegnati a studiare una nuova struttura del Gore-Tex ePTFE chiamata **"pokerchip".** Todd Scantlebury, un ingegnere biomedico che lavora su dispositivi di interfaccia cutanea, e Jeanne Ambruster, una neuroscienziata che conduce studi preclinici sull'uso dell'ePTFE per rigenerare i nervi, erano entrambi affascinati dal pokerchip ePTFE, che aveva una struttura unica di nodi e fibrille che permetteva una rapida integrazione cellulare. Era abbastanza poroso, con oltre il 90% di aria e spazi internodali di oltre 100 μm. Una volta impiantato, cresceva rapidamente con tessuto connettivo ben vascolarizzato e organizzato (al contrario del tessuto cicatriziale denso, avascolare e disorganizzato). Seguendo la guida dello scienziato inglese George Winter, che teorizzò che la porosità specifica incoraggiava gli attacchi di tessuto connettivo organizzato che rallentavano la migrazione dei tessuti epidermici ed epiteliali intasanti e potevano talvolta formare un sigillo permanente, Ambruster e Scantlebury iniziarono ad esaminare se il pokerchip ePTFE potesse essere usato per migliorare l'interfaccia transepiteliale degli impianti dentali, dove la rapida epitelizzazione e la conseguente infezione erano, a quel tempo, un problema importante.

Hanno posizionato i "bottoni" in silicone negli animali, sottogengivalmente sull'osso crestale, appena sotto la linea mediana della gengiva e sporgenti nella cavità orale. I bottoni di prova includevano "gonne" di pokerchip, mentre le gonne dei bottoni di controllo erano costruite interamente in silicone liscio. I bottoni con gonna in PTFE espanso formavano un "sigillo" transepiteliale stabile e venivano lasciati in posizione fino a 3 mesi, mentre i bottoni di controllo venivano esfoliati entro 2 settimane. Ambruster e Scantlebury furono incoraggiati dal loro successo e discussero il passo successivo con Prichard.

Nel frattempo, **Nyman** e **Karring** erano andati avanti con la loro ricerca sulla "barriera", conducendo una serie di studi animali e clinici per testare l'ipotesi della separazione selettiva dei tessuti. Il successo di questi progetti li ha portati a coniare la frase "rigenerazione guidata dei tessuti" (GTR). Inizialmente, però, i materiali che usavano per "guidare" i tessuti erano semplici filtri trovati nel cassetto della scrivania del laboratorio di Nyman. Questi filtri essenzialmente non porosi erano composti da acetato di cellulosa e non erano destinati ad essere impiantati come dispositivi medici. Si estendevano in senso sopragengivale e si frammentavano in situ, poiché venivano rapidamente invaginati ed estrusi dall'epitelio. Nel gennaio 1984, prima di una presentazione dei loro risultati alla International Association for Dental Research di Dallas, Gore rivelò i loro sviluppi e brevetti di biomateriali (Begovac 4,321,914 nel 1980 e Scantlebury 5,032,445, inizialmente depositato nel 1984); mentre gli scandinavi condivisero gli esperimenti biologici che avevano condotto per testare l'ipotesi del GTR. Una volta accettato lo shock della scoperta reciproca, è stato avviato il quadro per lo sviluppo di un lavoro di squadra. Gli scandinavi avrebbero continuato la loro ricerca clinica e animale, ma con le membrane Gore ePTFE specificamente progettate per essere impiantate a livello subgengivale e inibire la migrazione epiteliale. [9]

Raccogliere i ricercatori giusti e perfezionare il design delle membrane

Più tardi, nel 1984, alla riunione annuale dell'Accademia Americana di Parodontologia a New Orleans, Prichard riunì un gruppo consultivo per discutere di GTR e del potenziale lavoro di sviluppo con le membrane ePTFE. Nel frattempo, all'Università della Pennsylvania, Lindhe iniziò uno studio clinico di riferimento sul GTR nei difetti della forcazione insieme a Sture Nyman. Nel frattempo, l'idea del GTR si stava diffondendo a livello intercontinentale. [10] I Beckers a Tucson e Gottlow a Goteborg svilupparono le prime tecniche di applicazione clinica delle membrane in ePTFE. Le suture in Gore-Tex erano usate per fissare le membrane e furono sviluppate forme speciali per adattarsi a varie morfologie di difetti. Intorno a questo periodo, divenne chiaro che il successo della procedura dipendeva molto dal design del lembo e dalla copertura della membrana. Il prototipo di membrana in epTFE pokerchip aveva successo solo quando era completamente coperto dal tessuto molle, ma era compromesso quando era esposto e infetto. Di conseguenza, Gore ha modificato la membrana ePTFE per limitare la sua porosità apicale ma ha mantenuto la struttura a pokerchip sul "colletto" coronale della membrana per prevenire la migrazione epiteliale. Il design modificato ha anche facilitato la rimozione della membrana durante una procedura di secondo stadio, dopo che si era verificata la rigenerazione. La porzione di "gonna" più densa della membrana aveva lo scopo di limitare il "wicking" batterico e le successive infezioni, se la membrana fosse stata esposta prematuramente. Nel 1986, Gore ricevette l'autorizzazione dalla Food and Drug Administration (FDA) per il "materiale parodontale Gore-Tex" (GTpm; la membrana in 2 parti) ma scelse di ritardare l'introduzione sul mercato, ritenendo che la procedura fosse ancora troppo tecnica per un'introduzione commerciale più ampia. Sebbene fosse stato dimostrato che l'impossibile era possibile, la procedura era ancora troppo imprevedibile per la maggior parte dei professionisti. Gli studi clinici continuarono, con i risultati più prevedibili osservati nelle furcazioni di classe 2 e nei difetti intraossei a 2/3 pareti. [11, 12]

Espansione delle indicazioni: GTR a GBR

In Svezia (1988), il lavoro di **Christer Dahlin** con il biologo osseo **Anders Linde ha** prodotto uno studio di riferimento su tibie di coniglio che mostra "un metodo chirurgico ricostruttivo che può essere applicabile per creare nuovo osso intorno a parti esposte di impianti in titanio in un contesto clinico". GBR, anche se coniato come termine solo più tardi da **D. Buser** per differenziarlo da GTR. A Berna, i ricercatori Nyman e Lang hanno collaborato con il chirurgo Buser per pubblicare una serie di casi di 15 pazienti (tra cui la madre di Lang), in cui la rigenerazione della membrana è stata utilizzata per fornire osso per gli impianti, sia in procedure simultanee che in 2 fasi.

Nel 1989 Busher sviluppò dei perni in titanio per fissare le membrane in posizione e una tecnica di lembo buccale (piuttosto che midcrestale), compreso un metodo di rilascio a strati per facilitare e mantenere la copertura della membrana a lungo termine. Busher et al. hanno proseguito gli studi sui materiali da innesto osseo in combinazione con le membrane, sulle porosità delle membrane e infine sulle modifiche modellabili e in grado di mantenere lo spazio delle membrane ePTFE utilizzando puntoni in titanio incorporati e pieghevoli. Le membrane in epTFE rinforzate con titanio hanno aperto nuove opportunità per l'aumento della cresta verticale e anche per la rigenerazione intorno ai denti con difetti non spaziali (1 parete o nessuna parete). [13]

La ricerca della prevedibilità: Migliorare la tecnica ed esaminare le membrane alternative

Cortellini e **Tonetti** iniziarono una collaborazione a Berna, in Svizzera, che portò a un'elegante serie di studi altamente controllati che dettagliavano ogni aspetto di come rendere la GTR più prevedibile. La prima pubblicazione di questa serie si è concentrata sui difetti intraossei profondi. Sono stati in grado di dimostrare risultati prevedibili di GTR nelle furcazioni e nei difetti intraossei. La ricerca continuava per una membrana riassorbibile che si degradasse più rapidamente quando esposta e che non soffrisse delle infezioni e delle infiammazioni associate alle membrane ePTFE esposte. Un altro vantaggio delle membrane riassorbibili era che non avrebbero dovuto essere rimosse in un secondo stadio chirurgico. [14]

Nel 1996, i National Institutes of health, l'American Academy of periodontology e la FDA tennero una conferenza congiunta a Bethesda, nel Maryland, sul design degli studi clinici, che includeva linee guida per gli studi di rigenerazione parodontale e ossea. Ma c'erano ancora dubbi sul fatto che l'osso rigenerato con la GBR avrebbe retto nel tempo.

La prima pubblicazione che mostrava la mantenibilità della GTR per 5 anni (1984-1989) proveniva dalla Svezia. [15] Sculean e altri avrebbero rivisto la letteratura per dimostrare che le membrane da sole potevano fornire una rigenerazione nei difetti intraossei a 3 pareti e nella furcazione di classe 2, mentre i difetti intraossei sovra-alveolari e a 2 pareti beneficiavano dell'uso sinergico degli innesti ossei. Ulteriori studi hanno verificato la durata della terapia GBR. Aghaloo ha affermato che "le tecniche di aumento della cresta alveolare non hanno una documentazione dettagliata o studi di follow-up a lungo termine, con l'eccezione della GBR. "[16,17 Ulteriori] revisioni della GBR hanno indicato che la GBR ha fornito i tassi di sopravvivenza implantare più lunghi negli aumenti sinusali ed era la terapia più appropriata da utilizzare in un approccio basato sull'evidenza per l'aumento dell'osso. [18,19]

Rickard Nyman et al 199520

Nello studio sugli animali, sono stati creati difetti ossei segmentari nella diafisi dei raggi in 8 conigli e i difetti su un lato sono stati coperti con una membrana barriera di politetrafluoroetilene espanso (e-PTFE), mentre il difetto del lato controlaterale è stato lasciato scoperto e servito come controllo. Radiograficamente, a 6 settimane i siti di controllo mostravano una precoce formazione di callo subperiostale con mancata unione dei difetti; le estremità ossee erano arrotondate e sigillate con osso corticale. Nei siti di test, a 6 settimane, si è vista una maggiore formazione ossea e un sottile osso corticale ha colmato il difetto lungo il lato interno della membrana. Istologicamente, nel sito di controllo tutti i difetti mostravano una non unione, con muscoli e tessuti fibrosi. Nel sito di test è stata osservata una linea interrotta di sottile osso corticale lungo la superficie interna della membrana. Quindi questo studio dimostra che impedendo la crescita di tessuti muscolari e fibrosi con l'aiuto di una barriera fisica della membrana, è possibile realizzare l'unione ossea dei difetti segmentari.

Nowzari et al 199521

Lo studio umano ha determinato il microbiota della mucosa e delle parti rivolte all'impianto del materiale di incremento in politetrafluoroetilene espanso e l'influenza dei principali parodontopatogeni del processo di guarigione associato alla GBR intorno agli impianti dentali Diciassette pazienti con nove deiscenze e otto difetti di estrazione sono stati trattati con GBR utilizzando una membrana barriera non riassorbibile. Prima dell'intervento e al momento della rimozione della membrana, sono stati esaminati i morfotipi microbici, il conteggio totale dei vitali e la presenza di specie microbiche selezionate mediante microscopia a contrasto di fase, colture selettive e sonde di DNA. 9 siti con membrane barriera sommerse erano privi di microrganismi coltivabili e hanno mostrato una guarigione ossea significativamente maggiore rispetto a 8 siti con membrana prematuramente esposta. Inoltre, i pazienti con membrane prematuramente esposte hanno rivelato diverse tasche parodontali profonde. Tre pazienti con meno di 1 mm di guadagno osseo hanno prodotto *Porphyromonas gingivalis* o *Actinobacillus actinomycetemcomitans*. *I micros Peptostreptococcus* si sono presentati in proporzioni elevate in sette degli otto pazienti con esposizione prematura della membrana e guarigione ossea inadeguata. Questi risultati associano gli agenti patogeni parodontali putativi all'insuccesso della GBR. Quindi il controllo dei patogeni parodontali nella cavità orale prima del posizionamento delle membrane barriera intorno agli impianti potrebbe migliorare la rigenerazione ossea.

Zitzmann et al 1997 [22]

Questo studio ha confrontato la membrana riassorbibile in collagene (Bio-Gide) con il materiale convenzionale e-PTFE (Gore-Tex) per la GBR nel design split-mouth in superfici implantari esposte in 25 pazienti (84 difetti). I pazienti sono stati trattati in modo casuale, un sito del difetto è stato trattato con Bio-Gide e l'altro sito del difetto con Gore-Tex e tutti i difetti sono stati riempiti con innesto osseo (Bio-Oss) e coperti con la rispettiva membrana. Dopo 2 anni, la riduzione del difetto era del 92% per il gruppo Bio-Oss/Bio-Gide e del 78% per il gruppo Bio-Oss/Gore-Tex. Questo dimostra che la membrana riassorbibile Bio-Gide, in combinazione con un innesto osseo, può essere un'utile alternativa alle consolidate membrane in politetrafluoroetilene espanso.

Hurzeler et al 199823

Lo studio sugli animali è stato fatto per valutare l'efficacia di una membrana barriera bioresorbibile (Bio-Gide). In 5 scimmie adulte *Macaca fascicularis*, dopo l'estrazione di tutti i premolari e i primi molari, sono stati installati due impianti endostali e ogni quadrante è stato trattato in modo casuale con una membrana Bio-Gide da sola (gruppo 1), il posizionamento di Bio-Gide in combinazione con un innesto osseo BioOss® (gruppo 2), il posizionamento di una barriera e-PTFE in combinazione con un innesto osseo BioOss® (gruppo 3), il controllo dove il difetto è stato lasciato a guarire da solo senza innesto o membrana (gruppo 4). Dopo sei mesi, il nuovo contatto osso-impianto mineralizzato per questi quattro gruppi era rispettivamente di 2,21mm (gruppo 1), 3,26mm (gruppo 2), 3,90mm (gruppo 3), 1,36mm (gruppo 4). Questi dati sperimentali indicano che l'applicazione della membrana riassorbibile Bio-Gide in combinazione con l'innesto osseo BioOss migliora notevolmente la formazione di nuovo osso intorno agli impianti dentali.

Watzinger et al 2000[24]

Lo studio ha valutato la GBR su 52 pazienti (78 procedure) utilizzando un innesto osseo in particolato o in idrossiapatite phycogene (Algipore) entrambi coperti da membrane in titanio (FRIOS BoneShield). 23 membrane sono diventate esposte, ma solo sette di queste hanno portato al fallimento dell'innesto con una notevole perdita di materiale aumentato. Uno strato stabile di osso di nuova formazione si è sviluppato sotto la membrana nei siti in cui non c'era esposizione della membrana. Le esposizioni precoci entro poche settimane (2 settimane) hanno portato a una scarsa formazione di osso all'interno degli innesti, mentre se l'esposizione era più tardiva (dopo 5 mesi), i risultati erano buoni come nelle procedure in cui non c'era esposizione delle membrane.

Carpio et al 2000[25]

Questo studio sull'uomo ha confrontato l'efficacia di una membrana di collagene riassorbibile di derivazione suina e di una membrana e-PTFE non riassorbibile in GBR utilizzando xenotrapianti ossei bovini/autograft bone composite nei difetti che circondano gli impianti dentali. In 48 pazienti, da un lato è stata utilizzata una membrana di collagene riassorbibile e dall'altro una membrana e-PTFE non riassorbibile e la fissazione della barriera è stata ottenuta con perni riassorbibili di acido polilattico in 34 siti GBR, mentre 14 siti GBR sono stati fissati con la vite di copertura dell'impianto. Confrontando la lunghezza dei difetti, dopo 6 mesi, c'era una riduzione media del difetto di 2,65 mm nel gruppo collagene e di 2,26 mm nel gruppo e-PTFE. Il 63% delle membrane fisse è guarito senza problemi, mentre solo il 28% delle membrane non fisse è guarito senza complicazioni. I risultati sottolineano l'importanza di ottenere una fissazione primaria della barriera quando la GBR viene utilizzata per correggere i difetti ossei che circondano gli impianti dentali. Questo perché il micromovimento della membrana dopo l'intervento può portare al movimento del materiale d'innesto, alla deiscenza dei tessuti molli, alla rottura del coagulo di sangue e ad altre complicazioni, e queste possono essere evitate con la fissazione primaria della barriera. Lo studio dimostra anche che sia il collagene che la membrana e-PTFE sono adatti per ottenere la GBR dei difetti ossei che circondano gli impianti dentali.

Nociti FH et al 2000[26]

Lo studio sugli animali ha valutato la guarigione dei tessuti duri dopo il trattamento dei difetti di peri-implantite indotta da legatura nei cani con GBR. In 5 cani sono stati rimossi i premolari mandibolari. Tre mesi dopo, due impianti in titanio sono stati installati su ciascun lato della mandibola. La peri-implantite sperimentale è stata indotta ponendo legature di cotone in posizione submarginale. I difetti sono stati raggruppati in debridement (DE), debridement (DE) + GBR, DE + innesto osseo (BG), e DE + GBR + BG. Dopo 5 mesi, non è stata notata alcuna differenza significativa tra i trattamenti né per quanto riguarda la percentuale di contatto osso-impianto (p = 0,996) né per l'area di osso appena aumentato (p = 0,946) Gli autori hanno concluso che non ci sono prove sufficienti per indicare che uno dei trattamenti presentati sopra sia superiore nel trattare i difetti ossei derivanti dalla peri-implantite.

Zitzmann et al 2001[27]

Questo studio umano ha esaminato la guarigione dei difetti della cresta alveolare dopo la GBR. In 6 pazienti parzialmente edentuli, i siti dei difetti sono stati riempiti con l'innesto osseo Bio-Oss (xenotrapianto di origine bovina) e coperti con la membrana riassorbibile Bio-Gide. Dopo 6 mesi, l'analisi istologica ha rivelato che le particelle di Bio-Oss occupavano il 31% dell'area bioptica totale e un contatto intimo tra l'osso intrecciato e Bio-Oss è stato rilevato lungo il 37% delle superfici delle particelle. Inoltre, nelle sezioni istologiche sono stati osservati segni di riassorbimento del materiale da innesto, indicando che il materiale Bio-Oss/ Bio-Gide partecipa al processo di rimodellamento. Ciò dimostra che i materiali bioresorbibili (innesto osseo Bio-Oss/ membrana Bio-Gide) possono essere utilizzati con successo nella GBR.

Von Arx T et al 200228

Lo studio sull'uomo ha analizzato il risultato clinico dell'aumento della cresta orizzontale utilizzando innesti a blocco autogeni ricoperti di minerale osseo bovino anorganico (ABBM) e una membrana di collagene bioassorbibile. 58 siti con grave atrofia ossea orizzontale sono stati trattati con un innesto a blocco raccolto dalla regione della sinfisi e fissato al sito ricevente con viti di fissazione, coperto con ABBM e una membrana di collagene. Inizialmente, la larghezza media iniziale della cresta misurata era di 3 mm. Dopo un periodo medio di guarigione di 6 mesi, i siti sono stati reinseriti, e la larghezza media della cresta è stata misurata come 7,66 mm, che ha mostrato un guadagno medio di spessore orizzontale di 4,6 mm. Pertanto, la tecnica presentata ha dimostrato un aumento della cresta orizzontale di successo con un'elevata prevedibilità.

Friedmann et al 200229

Lo scopo dello studio era quello di confrontare i risultati qualitativi ottenuti utilizzando il minerale osseo bovino deproteinizzato (DBBM) e una membrana riassorbibile in collagene (Ossix) [Gruppo 1] contro lo stesso sostituto osseo e la membrana standard in e-PTFE [Gruppo 2]. Ventotto pazienti sono stati assegnati in modo casuale al gruppo di prova e al gruppo di controllo di 14 pazienti ciascuno. Sette mesi dopo, le biopsie sono state ottenute al rientro e l'area ossea mineralizzata totale era del 42% nel Gruppo 1 vs 39% nel Gruppo 2 e il tessuto non mineralizzato era del 44% nel Gruppo 1 vs 46% nel Gruppo 2. I risultati hanno dimostrato che la nuova barriera di collagene Ossix era adatta alla rigenerazione ossea guidata e, utilizzata in combinazione con il minerale osseo naturale, ha fornito un modello di guarigione altamente prevedibile e il successo dell'aumento. I risultati erano paragonabili a quelli ottenuti utilizzando la combinazione DBBM/e-PTFE. In conclusione, la barriera Ossix sembrava un'alternativa adeguata al materiale Gore-Tex.

Buser et al 200230

Buser e colleghi hanno valutato la sopravvivenza a 5 anni e i tassi di successo di 66 impianti in titanio inseriti in osso che era stato precedentemente aumentato con innesti a blocco autogeni e membrane ePTFE. Durante il periodo di osservazione, tre pazienti con cinque impianti hanno abbandonato lo studio. Nessuno dei rimanenti 61 impianti è stato perso durante il periodo di follow-up. Un impianto ha presentato un'infezione peri-implantare, mentre 60 impianti sono stati considerati clinicamente e radiograficamente riusciti all'esame a 5 anni, con una percentuale di successo a 5 anni del 98,3%. In generale, i dati clinici e radiografici di questi studi dimostrano che ci si possono aspettare buoni risultati a lungo termine quando gli impianti dentali in titanio vengono inseriti in osso aumentato con un approccio graduale e che questi impianti non differiscono nel loro comportamento dagli impianti inseriti in osso ospite incontaminato

K. Fujihara et al 200431

In questo studio istologico invitro, è stato studiato un nuovo tipo di nano-fibre composite di policaprolattone (PCL/CaCO3) con due diversi rapporti (A= 75:25 wt% e B= 25:75 wt%). Le membrane sono costituite da due strati funzionali (PCL/CaCO3) e da uno strato di supporto meccanico (PCL). I due gruppi di studio GBR membrana A + PCL e GBR membrana B + PCL sono stati seminati con ostoeblasti. L'attaccamento e la proliferazione degli osteoblasti sulle membrane barriera sono stati valutati mediante il saggio MTS e la microscopia elettronica a scansione (SEM). L'intensità dell'assorbanza della membrana A era superiore a quella di B durante i 5 giorni di semina. L'osservazione al SEM ha mostrato che nessuna differenza significativa nell'attaccamento degli osteoblasti su entrambe le membrane. A causa del buon attaccamento degli osteoblasti, c'è un potenziale per utilizzare le nano-fibre composite di Policaprolattone per le membrane GBR.

Meijndert et al 200532

Lo studio umano ha esaminato la qualità della GBR in siti implantari con volume osseo insufficiente situati nella "zona estetica" del mascellare anteriore. Per ricostruire questi difetti, sono state applicate tre modalità di trattamento: Gruppo 1 - La ricostruzione è stata eseguita con osso del mento (n = 5), Gruppo 2 - osso del mento e membrana Bio-Gide (n = 5), o Gruppo 3 - innesto di osso bovino cancellato deproteinizzato (granuli di spongiosa Bio-Oss) in combinazione con una Bio-Gide (n = 5). Le biopsie sono state prelevate 3 mesi dopo l'innesto con osso del mento e 6 mesi dopo l'innesto con Bio-Oss. Nei gruppi 1 e 2, il volume osseo totale (TBV) medio era rispettivamente del 55% e del 57%. Nel gruppo 3, il TBV medio era del 17%. Tuttavia, i risultati clinici a 1 anno erano molto buoni e comparabili tra le varie tecniche di innesto applicate. Lo studio indica che l'innesto di un difetto nella zona estetica della cresta alveolare mascellare con innesto di osso bovino cancellato deproteinizzato (Bio-Oss) con una Bio-Gide dà risultati comparabili all'innesto autogeno

Schwarz et al 200733

Lo scopo di questo studio su animali è stato quello di studiare la rigenerazione ossea dopo l'applicazione di idrossiapatite + beta fosfato tricalcico (BCG) o di un minerale osseo naturale rivestito di collagene BioOss Collagen (BOC) in combinazione con una membrana di collagene in difetti di tipo deiscenza nei cani. Difetti di deiscenza buccale standardizzati sono stati creati chirurgicamente in 6 cani beagle e sono stati riempiti a caso con innesti di BOC o BCG e coperti con la membrana BioGide. Dopo 9 settimane di guarigione sommersa, i blocchi sezionati sono stati trattati per l'analisi immunoistochimica (osteocalcina). Entrambi i gruppi hanno rivelato una diminuzione significativa della lunghezza del difetto residuo e un aumento del contatto osso-impianto. I granuli

BCG e BOC rimanenti erano completamente integrati in una rete di spongiosa formata secondariamente, ma non c'era attività osteoclastica sulla superficie di entrambi i tipi di particelle dell'innesto. Quindi sia il BCG che il BOC possono fornire un'impalcatura osteoconduttiva per sostenere il GBR nei difetti di tipo deiscenza.

Park e Wang et al 2007[34]

Lo studio sull'uomo ha esaminato l'effetto delle posizioni di incisione sulla sopravvivenza del lembo e sull'esposizione della membrana in 29 siti implantari con deiscenza buccale. Dieci siti hanno ricevuto una membrana in collagene bioassorbibile (bovino), 10 siti hanno ricevuto una matrice dermica acellulare e 9 siti sono stati trattati solo con innesto osseo (allotrapianto umano mineralizzato). Le incisioni sono state fatte da 2 a 3 mm linguali/palatali alla cresta media all'interno della gengiva cheratinizzata come parte del protocollo chirurgico. Tutti gli impianti hanno raggiunto la stabilità primaria e la tensione passiva del lembo al momento della chiusura del lembo. Dieci casi di esposizione precoce della membrana si sono verificati a 2 settimane, mentre 19 pazienti hanno mostrato una chiusura completa a 2 settimane. Lo spessore medio della gengiva palatale/linguale dei casi non esposti era di 3,0 mm, mentre quello dei casi esposti era di 1,1 mm. Pertanto, una gengiva spessa nel sito di incisione può fornire una maggiore superficie per ristabilire l'apporto di sangue alla porzione non supportata del lembo. Gli autori hanno concluso che la posizione dell'incisione crestale potrebbe essere un fattore significativo nel ridurre l'incidenza dell'esposizione della membrana. In una cresta con un significativo riassorbimento orizzontale della cresta, la larghezza media cheratinizzata dei denti adiacenti potrebbe essere usata come guida per determinare la posizione iniziale dell'incisione.

Meijndert et al 2008[35]

Questo studio randomizzato-clinico ha valutato l'influenza di tre tecniche di aumento (osso del mento con o senza una membrana Bio-Gide e Bio-Oss con una membrana Bio-Gide) sulle caratteristiche dei tessuti duri e molli intorno agli impianti fino a 1 anno dopo il carico funzionale in 93 pazienti con carenza ossea orizzontale. Le variabili cliniche e le radiografie sono state analizzate per valutare l'impatto sui livelli della gengiva marginale (MGL) e dell'osso marginale (MBL) intorno agli impianti e ai denti adiacenti a 1 (T1) e 12 (T12) mesi dopo il posizionamento finale della corona. Non sono state osservate differenze significative nei risultati del trattamento delle tre modalità di aumento. Combinando le tre modalità, la perdita ossea approssimativa all'impianto tra T1 e T12 è stata di 0,14 mm, il MGL approssimativo è aumentato leggermente di 0,24 mm. Non sono state osservate correlazioni nei cambiamenti di MBL e MGL. Quindi nessuna delle tre procedure di aumento applicate ha influenzato le caratteristiche del livello gengivale e osseo marginale.

Jung et al 2009[36]

L'obiettivo di questo studio randomizzato-clinico era quello di testare una membrana sintetica in idrogel di polietilene glicole (PEG) bioassorbibile con una membrana di collagene standard in 37 pazienti con un difetto osseo nella mascella o mandibola posteriore. I difetti sono stati innestati con minerale osseo bovino e coperti a caso con una membrana di collagene (gruppo di controllo, 18 pazienti) o una membrana di idrogel PEG (gruppo di prova, 19 pazienti). Dopo un periodo di guarigione di 6 mesi, il tessuto duro ben vascolarizzato era evidente in tutti i siti e l'osso rigenerato era simile all'osso nativo circostante. Il riempimento medio del difetto verticale dopo sei mesi era del 94% e del 96% nei siti di test e di controllo. Con la membrana PEG sono state osservate più complicazioni dei tessuti molli (guarigione ritardata o incompleta della ferita), ma alla fine sono guarite. Gli autori hanno concluso che la membrana di idrogel PEG ha avuto lo stesso successo di una membrana di collagene standard nel trattamento dei difetti di deiscenza ossea intorno agli impianti dentali.

Becker et al 2009[37]

Questa serie di casi ha studiato l'esito clinico a 4 anni dopo la terapia rigenerativa delle lesioni da peri-implantite utilizzando un'idrossiapatite nanocristallina (NHA) o un minerale osseo naturale in combinazione con una membrana di collagene (NBM+CM). Venti pazienti con peri-implantite moderata sono stati trattati in modo casuale con la chirurgia del lembo di accesso (AFS) e l'applicazione di NHA (*n=9*), o con AFS e l'applicazione di NBM+CM (*n=11*). Dopo 48 mesi di guarigione non sommersa, l'applicazione di NBM+CM ha portato a riduzioni medie di PD più elevate di 2,5 mm, mentre NHA ha mostrato una riduzione di 1,1 mm e il guadagno del livello di attacco clinico di NBM+CM era di 2,0 mm, mentre NHA ha mostrato un guadagno di 0,6 mm. Confrontando il riempimento osseo radiografico, 5 siti nel gruppo NHA e 8 siti nel gruppo NBM+CM hanno mostrato un riempimento osseo completo. Quindi l'applicazione di NBM+CM ha portato a miglioramenti clinici per un periodo di 4 anni rispetto al gruppo NHA.

Beitlitum et al 2010[38]

Lo studio sull'uomo ha valutato l'esito clinico della GBR con l'uso dell'allotrapianto FDB con o senza l'aggiunta di bone chips autogene, applicato in una tecnica bilayered (BL), coperto da una membrana di collagene riassorbibile in 50 pazienti con un deficit di cresta verticale e laterale. Nel gruppo A (27 pazienti) è stato utilizzato l'innesto di FDBA e nel gruppo B (23 pazienti) è stata utilizzata una tecnica di innesto bilayered con schegge di osso autogeno come strato interno e FDBA come strato esterno ed entrambi i gruppi sono stati coperti da una membrana barriera di collagene reticolato al ribosio. Il guadagno osseo verticale medio dei gruppi A e B era di 3,4 mm e 3,5 mm. Il guadagno medio di osso orizzontale era rispettivamente di 5 mm e 3,6 mm. L'aggiunta di osso autogeno non sembra migliorare significativamente i risultati. Quindi gli autori hanno concluso che le grandi carenze di cresta verticale e orizzontale possono essere trattate con FDBA e membrane barriera di collagene con un buon risultato clinico.

Annen et al 2011[39]

Questo studio clinico randomizzato controllato in doppio cieco ha determinato l'efficacia di una nuova membrana reticolata (VN) in GBR intorno agli impianti dentali esposti rispetto a una membrana di collagene nativa (BG). Un totale di 16 pazienti con difetti ossei sono stati inclusi in questo studio a bocca divisa. Dopo un tempo di guarigione di 6 mesi, è stata fatta una valutazione del riempimento osseo verticale primario e della qualità del tessuto di nuova formazione. La membrana VN ha rivelato una deiscenza dei tessuti molli significativamente maggiore rispetto alla membrana BG (56% e 11%). Il riempimento osseo verticale medio nei siti VN e BG era di 1,8 mm e 4,7 mm. Quindi le membrane VN con tempo di riassorbimento prolungato hanno dimostrato un numero significativamente maggiore di eventi avversi e una rigenerazione ossea insufficiente rispetto alle membrane BG native.

Van Assche et al 2013[40]

Questo studio sull'uomo a bocca divisa ha confrontato un sostituto osseo sintetico con un minerale osseo bovino per coprire le deiscenze ossee dopo l'inserimento dell'impianto. Quattordici pazienti hanno ricevuto da quattro a sei impianti per sostenere un'overdenture. Due deiscenze comparabili all'interno dello stesso paziente sono state coperte prima con uno strato di osso autogeno, seguito da uno strato di Bio-Oss® (gruppo 1) o Straumann BoneCeramic® (gruppo 2) e sigillato da una membrana riassorbibile. La dimensione verticale media del difetto al momento dell'intervento era di 6,4 mm per entrambi i gruppi. Dopo sei mesi, la profondità del difetto si è ridotta a 1,5 mm e 1,9 mm per il gruppo 1 e il gruppo 2. Gli autori hanno quindi concluso che entrambi i sostituti ossei sono ugualmente efficaci nella GBR.

Amorfini et al 201441

Lo studio clinico randomizzato ha confrontato il potenziale dell'osso bovino deproteinizzato aggiunto all'osso autogeno o al blocco allograft corticocancelloso con o senza l'aggiunta di rhPDGF-BB per rigenerare le creste atrofiche mandibolari umane. L'intervento di innesto osseo per il gruppo di controllo consisteva in frammenti ossei raccolti con un raschietto mescolati con osso bovino deproteinizzato coperto da una membrana riassorbibile. L'intervento di innesto osseo per il gruppo di prova consisteva in un blocco di allotrapianto corticocancelloso protetto da una membrana di collagene. Inoltre, entrambi i gruppi hanno ricevuto fattori di crescita rhPDGF-BB. Dopo 1 anno di periodo di guarigione, il cambiamento del volume osseo non era significativo tra entrambi i gruppi. Quindi l'osso cortico-cancellato e l'osso bovino deproteinizzato hanno mostrato risultati simili in termini di volume osseo rigenerato e il rhPDGF-BB ha influenzato positivamente la guarigione.

Mordenfeld et al 201442

Questo studio randomizzato e controllato, progettato come uno studio umano a bocca divisa, ha valutato i cambiamenti volumetrici dopo l'aumento laterale con due diverse composizioni di osso bovino deproteinizzato (DPBB) e osso autogeno (AB). 14 creste alveolari carenti con una larghezza di ≤4 mm sono state aumentate lateralmente con una composizione di innesto di 60 : 40 (DPBB/AB) su un lato e 90 : 10 (DPBB/AB) sul lato controlaterale. Dopo 8 mesi, le biopsie sono state recuperate perpendicolarmente alla cresta da ogni innesto per mezzo di una fresa trephine. È stata eseguita l'istomorfometria, la larghezza media guadagnata della cresta alveolare era significativamente maggiore per la miscela 60 : 40 (3,5 mm) rispetto alla miscela 90 : 10 (2,9 mm). Ma le differenze non erano statisticamente significative tra i gruppi. Quindi sono necessari ulteriori studi sulla guarigione dell'innesto e sull'integrazione dell'impianto per trarre conclusioni più precise sul rapporto ottimale di DPBB e AB per l'aumento laterale.

Merli et al 2014[43]

Lo studio clinico randomizzato in doppio cieco ha confrontato l'efficacia di due diverse tecniche per la rigenerazione ossea verticale in siti implantari utilizzando un osso autogeno particolato. I pazienti (n = 22) sono stati randomizzati a ricevere barriere di collagene riassorbibili supportate da una piastra di osteosintesi (gruppo di prova n = 11) o barriere e-PTFE non riassorbibili rinforzate in titanio (gruppo di controllo n = 11). Il livello medio dell'osso 6 anni dopo l'intervento era di 1,33 mm per il gruppo riassorbibile e di 1,00 mm per il gruppo non riassorbibile. La differenza nel cambiamento del volume osseo tra entrambi i gruppi era di 0,15 mm. Non si sono verificati fallimenti o complicazioni dell'impianto dopo il carico. Quindi non sono state osservate differenze in questo confronto tra barriere riassorbibili e non riassorbibili con posizionamento simultaneo dell'impianto per l'aumento della cresta verticale.

Ronaldo B et al 2015[44]

Questo studio su animali ha valutato l'efficacia della GBR utilizzando il fattore di crescita ricombinante derivato dalle piastrine umane-BB (rhPDGF-BB) incorporato in un beta-fosfato tricalcico (β-TCP)/idrossiapatite come materiale da innesto e lo ha confrontato con l'innesto a blocco autogeno. Trenta pazienti adulti con dimensioni inadeguate della cresta sono stati trattati con GBR con rhPDGF incorporato in β-TCP/HA (gruppo 1) e i difetti di controllo (gruppo 2) sono stati trattati con osso autogeno. La chiusura primaria della ferita senza tensione è stata ottenuta in tutti i siti trattati. Non sono state osservate differenze significative tra i gruppi nella quantità di osso rigenerato. Quindi l'innesto osseo composito in ceramica che incorporava rhPDGF sembra essere un sostituto adatto per l'innesto di blocchi di osso autogeno quando viene impiegato insieme al GBR nell'uomo.

Tsuchiya S et al 2015[45]

Questo studio sugli animali ha indagato se la rigenerazione ossea può essere accelerata utilizzando un mezzo condizionato (CM) in GBR. Il CM è stato raccolto da cellule stromali del midollo osseo di ratto (BMSCs). I componenti del CM sono stati immobilizzati utilizzando una membrana in polilattide-co-glicolide (PLGA) trattata con e senza 0,5 mol/L di idrossido di sodio (NaOH) per aumentare l'idrofilia. Le membrane sperimentali sono state trapiantate in un difetto osseo calvariale di ratto. Il trattamento idrofilo della membrana PLGA ha aumentato la quantità di immobilizzazione delle CM. Le proteine immobilizzate sulla superficie della membrana PLGA erano di matrice extracellulare, come collagene, decorina e fibronectina. Queste proteine sono state rilasciate dalla membrana PLGA e hanno aumentato la proliferazione cellulare e l'attività ALP nelle BMSC di ratto. La membrana PLGA trattata con 0.5mol/L NaOH e CM ha promosso la rigenerazione ossea nel modello di difetto calvariale di ratto. Quindi la rigenerazione ossea può essere accelerata utilizzando un mezzo condizionato in GBR.

Yongsoo Kim et al 2015[46]

Lo studio umano ha introdotto un nuovo metodo di avanzamento del lembo senza un'incisione verticale di rilascio per la GBR ha discusso il suo risultato clinico. In 40 siti (34 pazienti) è stata fatta una tipica incisione midcrestale sulla cresta alveolare edentula, e un'incisione sulculare è stata estesa ai due denti adiacenti; tuttavia, non è stata eseguita alcuna incisione verticale. Invece, è stata utilizzata un'ampia incisione di rilascio periostale e un'ulteriore incisione di rilascio che ha tagliato selettivamente parte dell'orbicolare o dei buccinatori. Sono state valutate le complicazioni postoperatorie, come gonfiore, dolore, parestesia, segni di infezione ed esposizione della membrana. In tutti i siti chirurgici, l'avanzamento del lembo di più di 7 mm è stato raggiunto, e la chiusura primaria clinicamente passiva è stata raggiunta. Tutti i pazienti hanno sperimentato un lieve gonfiore postoperatorio e nessun dolore di lunga durata (più di una settimana), parestesia o segni di infezione durante il periodo di follow-up di 6 mesi. Quindi la tecnica di avanzamento del lembo presentata in questo studio permette facilmente la chiusura primaria passiva, e senza alcun fallimento evidente della chiusura primaria.

V Chappuis et al 2017 47

Questa serie di casi prospettici ha esaminato l'efficacia del posizionamento precoce dell'impianto con l'aumento simultaneo del contorno tramite GBR con un innesto composito a 2 strati nei siti post-estrattivi per un periodo di 10 anni in 20 pazienti. Lo spessore mediano della parete ossea facciale è aumentato significativamente da 0 mm all'intervento a 1,67 mm all'esame dei 10 anni. L'analisi di correlazione dell'immagine digitale (DIC) è stata fatta per analizzare gli sforzi generati dagli impianti nell'osso di supporto simulato. La perdita di osso verticale facciale di DIC ammontava a 0,02 mm tra 6 e 10 anni. I fattori modulanti che influenzano i risultati rigenerativi a 10 anni erano la larghezza della cresta prossimale preoperatoria e lo spessore dei tessuti molli. In conclusione, lo studio ha confermato l'efficacia a lungo termine del posizionamento precoce dell'impianto con aumento del contorno tramite GBR con un innesto composito a 2 strati che offre condizioni ossee stabili per un periodo di 10 anni.

Tobias Basler et al 2018 48

Questo studio umano ha valutato i cambiamenti tridimensionali dei tessuti peri-implantari trattati con membrane riassorbibili o non riassorbibili dopo 3 anni. Ventitré pazienti hanno ricevuto un impianto a dente singolo nella zona estetica in combinazione con GBR utilizzando una membrana riassorbibile (RES) o una membrana non riassorbibile rinforzata con titanio (N-RES) e minerale osseo bovino demineralizzato. Le misurazioni cliniche e radiografiche sono state eseguite all'inserimento della corona, a 1 anno e a 3 anni. Una perdita minore di osso buccale è stata osservata in entrambi i gruppi durante il follow-up di 3 anni. Una perdita ossea interprossimale mediana leggermente superiore è stata osservata nel gruppo RES (0,22 mm) rispetto a N-RES (0,14 mm) a 1 anno. Dopo 3 anni i livelli mediani di osso interprossimale erano stabili con 0,26 mm (RES) e 0,14 mm (N-RES), rispettivamente. Quindi, entrambe le modalità di trattamento hanno portato a cambiamenti di contorno minori, ma continui, dei tessuti peri-implantari. Livelli ossei interprossimali stabili e tessuti sani possono essere ottenuti con le membrane fino a 3 anni.

Sirida Arunjaroensuk et al 2018[49]

Questo studio clinico controllato randomizzato sull'uomo ha confrontato la stabilità dell'osso aumentato tra una membrana sintetica riassorbibile e una membrana riassorbibile in collagene in termini di spessore dell'osso facciale. La ceramica bifasica di fosfato di calcio è stata utilizzata in combinazione con una membrana di acido polilattico (PLA) (gruppo di prova, 30 impianti) o una membrana riassorbibile di collagene (gruppo di controllo, 30 impianti). La valutazione CBCT dopo 6 mesi ha rivelato che lo spessore dell'osso facciale era ridotto al follow-up di 6 mesi in entrambi i gruppi. La percentuale di riduzione dello spessore dell'osso facciale a livello della piattaforma dell'impianto e della spalla dell'impianto era rispettivamente del 34% e del 19% nel gruppo di prova e del 34% e del 20% nel gruppo di controllo. Quindi la membrana sintetica riassorbibile ha rivelato un osso aumentato stabile simile a quello di una membrana riassorbibile in collagene.

La rigenerazione ossea tramite GBR è la tecnica più prevedibile con un tasso di successo a lungo termine. La GBR si basa sul principio della GTR. I principi teorici alla base della rigenerazione tissutale guidata sono stati sviluppati da Melcher nel 1976. La GBR si basa sul principio che l'uso di membrane barriera per il mantenimento dello spazio sopra un difetto promuove la crescita di cellule osteogeniche pluripotenti (ad esempio osteoblasti derivati dal periostio e/o dall'osso adiacente e/o dal midollo osseo) e impedisce la migrazione di cellule indesiderate dai tessuti molli sovrastanti nel difetto osseo. [50] È stato riconosciuto che la quantità di formazione di nuovo osso dipende dalla quantità di spazio creato dalla membrana. Per realizzare la rigenerazione di un difetto osseo, il tasso di osteogenesi che si estende verso l'interno dai margini ossei adiacenti deve superare il tasso di fibrogenesi che cresce dai tessuti molli circostanti.

PRINCIPIO DEL PASSAGGIO PER UNA RIGENERAZIONE PREVEDIBILE:

Quattro principi biologici principali sono necessari per una rigenerazione di successo.

Chiusura primaria della ferita:

La chiusura primaria della ferita crea un ambiente indisturbato / inalterato da un insulto esterno batterico o meccanico. La chiusura passiva dei bordi della ferita permette alla ferita di guarire con meno riepitelizzazione, formazione e rimodellamento del collagene, contrazione della ferita e rimodellamento generale del tessuto. Inoltre, il disagio postoperatorio può essere ridotto come risultato di una minore esposizione del tessuto connettivo sottostante.

Angiogenesi

L'angiogenesi fornisce il necessario apporto di sangue e di cellule mesenchimali indifferenziate pluripotenti. Le cellule osteogeniche importanti per la guarigione dell'osso possono essere derivate da 3 fonti principali: il periostio, l'endostio e le cellule mesenchimali indifferenziate pluripotenti. Il midollo fornisce una ricca fonte di queste cellule indifferenziate che possono essere trasformate in osteoblasti e osteoclasti. Le perforazioni corticali (cioè la penetrazione nel midollo osseo) permettono la migrazione di cellule con potenziale angiogenico e osteogenico. Inoltre, le perforazioni attraverso l'osso corticale forniscono un incastro meccanico con l'osso appena rigenerato.

Creazione/Mantenimento dello spazio

Lo spazio è necessario per garantire la proliferazione delle cellule che formano l'osso, escludendo le cellule epiteliali e connettivali indesiderate.

Stabilità:

La stabilità della ferita è necessaria per indurre la formazione di coaguli di sangue, permettendo una guarigione senza problemi. L'importanza dell'adesione iniziale del coagulo e della stabilizzazione della ferita è fondamentale nella guarigione della ferita. Il coagulo di sangue serve come precursore del tessuto di granulazione iniziale altamente vascolare. Il tessuto di granulazione è poi il sito della formazione e del rimodellamento osseo intramembranoso iniziale.

Per ottenere migliori risultati clinici, la barriera GBR dovrebbe possedere le seguenti proprietà:

Esclusione delle cellule: Nella GBR, una membrana barriera viene utilizzata per impedire ai fibroblasti gengivali e/o alle cellule epiteliali di accedere al sito della ferita e formare tessuto connettivo fibroso.

Tenting: La membrana viene accuratamente montata e applicata in modo tale da creare uno spazio sotto la membrana, isolando completamente il difetto da rigenerare dal tessuto molle sovrastante. È importante che la membrana sia tagliata in modo che si estenda da 2 a 3 mm oltre i margini del difetto in tutte le direzioni. Anche gli angoli della membrana dovrebbero essere arrotondati per evitare la perforazione involontaria del lembo.

Impalcatura: Lo spazio tentato viene inizialmente occupato da un coagulo di fibrina, che serve da impalcatura per la crescita di cellule progenitrici. Nella GBR, le cellule proverranno dall'osso adiacente o dal midollo osseo.

Stabilizzazione: La membrana deve anche proteggere il coagulo dall'essere disturbato dal movimento del lembo sovrastante durante la guarigione. Viene quindi spesso fissata in posizione con suture, mini viti ossee o chiodini. A volte, i bordi della membrana sono semplicemente infilati sotto i margini dei lembi al momento della chiusura.

Struttura: Se necessario, come nei difetti che non mantengono lo spazio, come deiscenze o fenestrazioni, la membrana deve essere sostenuta per evitare il collasso. Gli innesti ossei sostitutivi sono spesso utilizzati a questo scopo. Servono come una sorta di struttura interna per fornire una misura di sostegno all'innesto. A questo scopo si usano anche membrane più rigide, come quelle rinforzate in titanio. [51]

In seguito alla procedura GBR, la rigenerazione ossea mostra una specifica sequenza di eventi. Entro le prime 24 ore, lo spazio creato dal materiale d'innesto/barriera viene riempito dal coagulo di sangue che rilascia fattori di crescita (ad esempio, fattore di crescita derivato dalle piastrine) e citochine (ad esempio, IL-8), che a loro volta attirano neutrofili e macrofagi. Il coagulo viene gradualmente assorbito e sostituito da tessuto di granulazione ricco di vasi sanguigni di nuova formazione. Attraverso questi vasi sanguigni, i nutrienti e le cellule staminali mesenchimali capaci di differenziazione osteogenica possono essere trasportati al sito del difetto, che contribuiscono alla formazione dell'osteoide. L'osteoide si mineralizza e forma osso intrecciato, che in seguito serve da modello per l'apposizione di osso lamellare. Questa trasformazione del lavoro di spugna primario costituirebbe alla fine sia l'osso compatto che quello reticolare con midollo osseo maturo. Questi eventi si verificano da 3 a 4 mesi dopo l'intervento.

La formazione di osso e di vasi sanguigni è stata vista alla periferia del difetto. Il nuovo apporto vascolare proveniva da perforazioni create chirurgicamente nell'osso corticale. L'osso intrecciato è stato successivamente sostituito da osso lamellare, che ha portato ad un'anatomia ossea matura. Infine, il rimodellamento osseo si è verificato con la formazione di nuovi osteoni secondari.

Durante una procedura sperimentale di GBR in un difetto di tibia di ratto, la presenza di una membrana sintetica in PTFE ha favorito un livello più precoce e più elevato di cellule osteoprogenitrici cbf-1/Runx2 positive e una più forte espressione del marcatore di formazione ossea, l'osteocalcina, nel difetto sottostante rispetto al difetto non trattato.

La presenza della membrana PTFE ha stimolato una maggiore espressione di diversi geni legati alla formazione dell'osso, tra cui la fosfatasi alcalina, l'osteopontina e la sialoproteina ossea nel difetto sottostante rispetto a un difetto senza membrana. La presenza della membrana PTFE ha anche innescato un aumento dell'espressione dei geni di rimodellamento del tessuto e dell'osso, compreso l'attivatore del recettore del fattore nucleare kappa-B ligando (RANKL) e le metallopeptidasi di matrice (MMPs) 2 e 9, così come le citochine infiammatorie, interleuchine (ILs) 1 e 6, nel difetto sottostante. [52,53]

La presenza di una membrana di collagene riassorbibile, di derivazione naturale, promuove un aumento accoppiato della formazione ossea e dei geni di rimodellamento osseo (osteocalcina, recettore della calcitonina, catepsina K e RANKL) nel difetto sottostante, rispetto a un difetto simile senza membrana. La presenza della membrana innesca una precoce upregulation di due importanti fattori di reclutamento cellulare nel difetto: Il recettore delle chemochine C-X-C di tipo 4 (CXCR4) e la proteina chemoattrattiva dei monociti-1 (MCP-1). Questi due fattori sono di particolare interesse in quanto il recettore delle chemochine CXCR4 svolge un ruolo importante nel reclutamento delle cellule staminali mesenchimali, che si differenziano in osteoblasti, le cellule responsabili della formazione dell'osso. L'MCP-1 è stato descritto come una delle principali chemochine per il reclutamento dei precursori degli osteoclasti, il tipo di cellule chiave per il rimodellamento osseo. Quindi la membrana promuove un ambiente per il rapido reclutamento di tipi cellulari differenti nel difetto, compresi i fenotipi osteoblastici e osteoclastici e, cosa più importante, che la membrana promuove un ambiente favorevole alla cascata molecolare di formazione e rimodellamento osseo accoppiato nel difetto sottostante. [54,55]

La membrana di collagene consiste prevalentemente di collagene ECM e contiene anche un fattore di crescita ereditato [fattore di crescita dei fibroblasti-2 (FGF-2)]. E la membrana di per sé ospita differenti fenotipi cellulari durante la GBR e che queste cellule all'interno della membrana esprimono e secernono progressivamente i principali fattori di crescita legati all'osso, compreso il potente fattore pro-osteogenico, la proteina morfogenetica ossea 2 (BMP-2). Nell'analisi di correlazione sono stati dimostrati forti legami tra i fattori di crescita pro-osteogenici espressi nella membrana e le attività di formazione e rimodellamento osseo all'interno del difetto sottostante. [56]

Presi insieme, i risultati forniscono una forte evidenza che la membrana promuove direttamente i processi di guarigione nel difetto sottostante, attivando le cellule ospiti che vengono reclutate e/o diventano aderenti alla membrana, permettendo ai loro segnali di essere comunicati alle popolazioni cellulari differenti nel difetto sottostante. Finora, non è noto se questo ruolo bioattivo del compartimento della membrana sia limitato esclusivamente alla membrana di collagene di derivazione naturale. È interessante notare che quando le membrane PTFE clinicamente recuperate sono state coltivate *ex vivo* in un mezzo osteogenico, le cellule aderenti alla membrana hanno dimostrato la capacità di produrre livelli più elevati di attività osteogenica ALP rispetto alle cellule gengivali clinicamente raccolte. Queste cellule aderenti alla membrana PTFE erano anche in grado di produrre noduli mineralizzati in una configurazione simile dopo un periodo più lungo di coltura *ex vivo* in terreno osteogenico. [57]

Questi risultati indicano che la membrana sintetica PTFE può ospitare cellule con potenziale rigenerativo sulla sua superficie, e che le cellule aderenti alla membrana PTFE possono almeno trasmettere segnali infiammatori. Il ruolo delle cellule infiammatorie per la vascolarizzazione e la degradazione della membrana di per sé è una questione interessante e ancora senza risposta. Il reclutamento di cellule nelle membrane collagene è stato suggerito per migliorare l'integrazione dei tessuti e la vascolarizzazione transmembrana, processi che sono stati suggeriti per essere influenzati dal tipo di membrana. [58]

D'altra parte, non si sa ancora se membrane differenti avranno un potenziale differente di ospitare e attivare le cellule reclutate dalla membrana, e se questo si tradurrà in gradi differenti di formazione ossea e restituzione del difetto sottostante.[59]

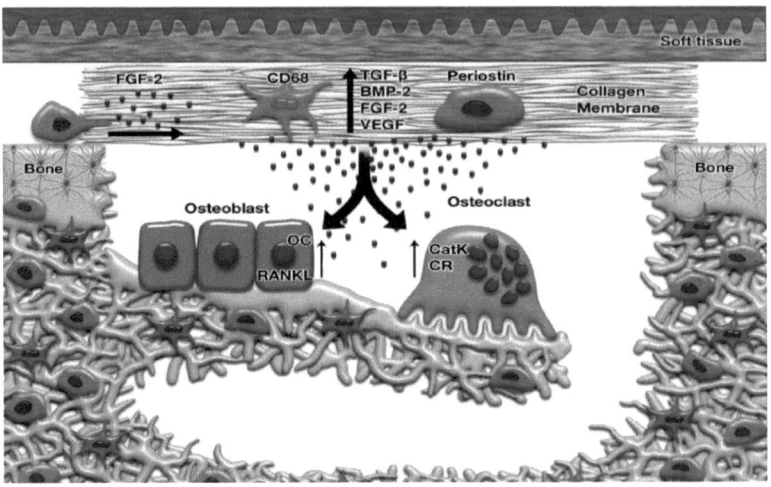

Figura 1: Un'illustrazione schematica delle cascate cellulari e molecolari durante la rigenerazione ossea guidata. Le cascate cellulari e molecolari includono: la migrazione di cellule differenti (per esempio monociti/macrofagi CD68-positivi e osteoprogenitori periostin-positivi) dal tessuto circostante nella membrana. Le cellule che sono migrate nella membrana esprimono e secernono fattori fondamentali per la formazione e il rimodellamento dell'osso. Questo promuove lo sviluppo di osso maturo rimodellato nel difetto sottostante, stimolando l'attività degli osteoblasti e degli osteoclasti, le cellule principali della formazione e del rimodellamento osseo. BMP-2, proteina morfogenetica ossea 2; CatK, catepsina K; CD68, cluster di differenziazione 68; CR, recettore della calcitonina; FGF-2, fattore di crescita dei fibroblasti 2; OC, osteocalcina; RANKL, recettore attivatore del fattore nucleare kappa-B ligando; TGF-β, fattore di crescita trasformante-b; VEGF, fattore di crescita endoteliale vascolare.

GUARIGIONE DEI TESSUTI MOLLI

Una delle chiavi della GBR è la copertura iniziale dei tessuti molli e la guarigione dei tessuti. La comprensione dei processi mediati dalle citochine nella formazione del tessuto connettivo è la base per lo sviluppo di nuove strategie terapeutiche innovative. Queste possono includere la modulazione della chemiotassi, la differenziazione, la proliferazione dei fibroblasti, la sintesi delle proteine della matrice extracellulare e, di conseguenza, il controllo della formazione dei tessuti molli.

Sia la mancanza che la sovraespressione del fattore di crescita trasformante-β (TGF- β) possono essere responsabili di un processo di guarigione alterato. Il TGF-β attrae fibroblasti, monociti e macrofagi al sito di infiammazione. Inoltre, provoca una ridotta capacità di fagocitosi di granulociti e macrofagi. Durante la formazione di nuovi tessuti, induce l'espressione delle integrine, che controllano la migrazione dei cheratinociti alla superficie della ferita. Inoltre, il TGF- β stimola la sintesi di collagene durante il processo di guarigione della ferita. Nel corso del rimodellamento, si ritiene che la citochina influenzi la composizione e la reticolazione delle strutture permanenti di collagene regolando il modello di espressione delle integrine nei fibroblasti.

L'interleuchina 1 (IL-1) svolge un ruolo chiave nei processi di trasduzione del segnale infiammatorio. L'IL-1 è prodotta da monociti e macrofagi e serve come stimolo principale del catabolismo della matrice extracellulare, della produzione di collagenasi e proteinasi (matrix metal proteinase) e della degranulazione dei granulociti neutrofili. Il tessuto molle circostante l'impianto alterato da processi infiammatori esprime livelli notevolmente più alti di IL-1β rispetto alla mucosa fisiologica. Può essere usato come marcatore di una risposta cellulare proinfiammatoria nel tessuto molle peri-implantare. [60]

Il fattore di crescita endoteliale vascolare (VEGF) è una glicoproteina che induce la permeabilità microvascolare e l'angiogenesi durante la fase di proliferazione. La citochina è attivata da condizioni di ipossia e inoltre da IL-1 β e TGF-β. Il gene VEGF è organizzato in otto subunità di esoni separati da sette sequenze di introni. Il VEGF è il tipo molecolare prevalente sintetizzato e secreto da fibroblasti e cheratinociti. Il VEGF nativo è una glicoproteina basica, legata all'eparina e omodimerica. Suthin e al hanno descritto i liposaccaridi batterici come responsabili della stimolazione della secrezione di VEGF. Indipendentemente da questo coinvolgimento nei processi infiammatori, il VEGF è escreto durante ogni guarigione delle ferite dai cheratinociti. [61]

Se l'impianto chirurgico stesso possa causare un potenziale aumento dell'espressione di citochine infiammatorie come TGF- β1, IL-1 β e VEGF nei tessuti molli periimplantari non è stato ancora studiato in un follow-up clinico. I tessuti peri-implantari diventano emorragici ed edematosi nel corso dei disturbi di guarigione o della periimplantite. Ci sono poche informazioni sui meccanismi biologici che possono produrre queste alterazioni. Gli studi clinici esistenti hanno studiato l'espressione delle citochine nella regione peri-implantare nei tessuti molli inflammati e hanno riportato un aumento dei livelli di IL-1 β, TGF- β 1, e VEGF nel corso dell'inflammazione. I dati in vitro mostrano un aumento dei valori di IL-1 β, IL-6, e TNF α se il tessuto viene incubato con impianti dentali. [62,63]

In un contesto sperimentale, Shull et al hanno descritto reazioni infiammatorie gravi e incontrollabili in topi TGF- β negativi. Elevati livelli di TGF-β 1 possono inoltre risultare in un'alterata reticolazione delle strutture di collagene e nella trasformazione fibrotica dei tessuti. In modelli sperimentali l'uso di anticorpi neutralizzanti TGF- β risulta in una riduzione dei processi fibrotici durante la guarigione delle ferite. Al contrario, livelli più alti di TGF-β1 sembrano avere un'influenza positiva sul successo dell'integrazione dell'impianto: la sintesi della matrice extracellulare e la proliferazione dei fibroblasti è stimolata mentre l'espressione delle molecole di adesione nei fibroblasti della mucosa è aumentata. [64]

Studi in vitro hanno anche utilizzato l'applicazione topica di TGF-β per migliorare la guarigione e la resistenza delle ferite cutanee di granulazione. I processi di adsorbimento del lipopolisaccaride sulla superficie di titanio degli impianti possono contribuire a questa attivazione delle citochine, soprattutto perché l'uso di diversi tipi di impianti si traduce in livelli di espressione variabili, come riportato da Perala et al. Poiché livelli elevati di IL-1 causano la distruzione dei tessuti, l'applicazione di antagonisti IL-1 (antagonisti dei recettori IL-1 o anticorpi monoclonali) si traduce in una riduzione dei danni ai tessuti e in processi infiammatori limitati durante la parodontite sperimentalmente indotta. È stato inoltre dimostrato che l'antagonismo dell'IL-1 provoca una ridotta progressione dei processi infiammatori e una riduzione della perdita di attaccamento e della distruzione ossea.

Il VEGF è un potente mitogeno per le cellule endoteliali e svolge un ruolo importante nell'angiogenesi. Sono state studiate le differenze in termini di positività delle cellule stromali per il VEGF tra siti sani e siti di peri-implantite, e sono stati trovati valori più alti nella peri-implantite. Altri studi hanno dimostrato che il VEGF è un fattore importante nell'inizio e nella progressione della gengivite alla parodontite, promuovendo l'espansione della rete vascolare che coincide con la progressione dell'infiammazione. La dimostrazione di alti livelli di espressione può indicare l'induzione della neoangiogenesi durante i processi di guarigione periimplantare. [65]

Questa capacità è anche sottolineata da uno studio in cui l'applicazione intramuscolare di VEGF ricombinante ha migliorato la perfusione e la formazione di strutture vascolari. Il TGF- β è composto da una famiglia di fattori di crescita polipeptidici multifunzionali coinvolti nell'embriogenesi, nell'infiammazione, nella regolazione della risposta immunitaria, nell'angiogenesi, nella guarigione delle ferite e nella formazione della matrice extracellulare. TGF- β 1 è l'isoforma più comune trovata nei tessuti umani. È stato suggerito un ruolo del TGF- β nella patogenesi della malattia parodontale. Il TGF- β 1 può essere uno dei fattori più importanti nella regolazione dell'infiltro e nella produzione di riparazione dei tessuti con una stimolazione dei fibroblasti e delle cellule endoteliali.

La ricostruzione di successo dei tessuti molli peri-implantari è fattibile, anche in condizioni fibrotiche, quando vengono selezionate tecniche chirurgiche appropriate. La citochina proliferativa pleiotropica TGF- β è coinvolta nella regolazione di tutte le fasi della guarigione delle ferite e del rimodellamento dei tessuti. L'isoforma TGF- β 1 è una citochina associata allo sviluppo del tessuto fibrotico. La sovraespressione del TGF-β₁ causa cicatrici e fibrosi e risulta in un limitato successo clinico della gestione dei tessuti molli intraorali. [66]

Approcci terapeutici sperimentali con anticorpi neutralizzanti per bloccare il TGF-β1 hanno portato a una minore cicatrizzazione e a una riduzione della fibrosi. Le implicazioni cliniche di questi processi prolungati di rimodellamento dei tessuti possono essere lo sviluppo di protocolli con soluzioni intermedie estese per attendere il completamento del rimodellamento dei tessuti molli prima del carico permanente. L'infiltrata infiammatoria può essere importante nell'evoluzione dei processi inflammatori che coinvolgono i tessuti periimplantari. L'angiogenesi è una caratteristica importante dell'infiammazione e della guarigione, ma il suo ruolo nello sviluppo e nella progressione o nella guarigione delle lesioni parodontali non è stato chiarito. Il VEGF è un potente induttore della proliferazione delle cellule endoteliali. A causa della sua estesa presenza, il VEGF è probabilmente un fattore sia nel mantenimento della fisiologia parodontale che nella progressione della malattia infiammatoria peri-implantare.

Il fattore di crescita ricombinante derivato dalle piastrine umane (rhPDGF-BB) è una proteina bioattiva che è stata combinata con materiali da innesto osseo nel tentativo di rigenerare il parodonto al suo stato precedente alla malattia in modo più prevedibile. Quando si usa un fattore di crescita come il rhPDGF-BB con un'ampia attività di guarigione delle ferite, un ulteriore beneficio clinico è il modello di guarigione più rapido dei tessuti molli osservato nel sito chirurgico. Questo può anche essere visto come un beneficio incentrato sul paziente perché permette ai dentisti di provvedere tempestivamente alla cura protesica del paziente, portando ad un ritorno più rapido alla funzione normale. [67]

Una membrana barriera viene utilizzata per impedire la migrazione epiteliale o di tessuti indesiderati nell'area difettosa, e di conseguenza permette la rigenerazione. La membrana ideale per la rigenerazione ossea guidata dovrebbe avere le seguenti proprietà:

➤ **Biocompatibilità:** *l'*interazione tra la membrana e il tessuto ospite non deve indurre una reazione avversa.

➤ **Fare spazio:** **la** capacità di mantenere lo spazio per le cellule del tessuto osseo circostante per migrare nel difetto per una durata specifica.

➤ L'*occlusività cellulare - prevenzione* del tessuto fibroso che ritarda la formazione dell'osso dall'invadere il sito del difetto.

➤ **Resistenza meccanica** - proprietà *fisiche* per permettere e proteggere il processo di guarigione, compresa la protezione del coagulo di sangue sottostante.

➤ **Degradabilità:** tempo di degradazione **adeguato**, corrispondente al tasso di rigenerazione del tessuto osseo per evitare una seconda procedura chirurgica per rimuovere la membrana. [68]

Tabella 1: Elenco delle membrane di barriera riassorbibili e non riassorbibili

Non risorbabile	Resorbabile	
	Naturale	Sintetico
e-PTFE	Collagene nativo	Polyglactin
d-PTFE	Collagene reticolato	Poliuretano
Foglio di titanio	Fasce liofilizzate	Acido polilattico
Micro maglia di titanio	Dura madre liofilizzata	Acido poliglicolico
		Copolimeri di acido polilattico/acido poliglicolico
		Glicole polietilenico

MEMBRANE DI PRIMA GENERAZIONE

La membrana barriera è stata sviluppata con l'obiettivo di ottenere una combinazione adeguata di proprietà fisiche per corrispondere a quelle del tessuto sostituito con una minima risposta tossica nell'ospite. Un filtro batterico prodotto dall'acetato di cellulosa (Millipore) fu usato come membrana occlusiva da Nyman et al nel 1982. Anche se questo tipo di membrana serviva al suo scopo, non era ideale per l'applicazione clinica. Studi successivi hanno utilizzato membrane di politetrafluoroetilene espanso (e-PTFE) appositamente progettate per la rigenerazione parodontale (Gore Tex Periodontal Material).

Altre membrane non riassorbibili sono l'ePTFE rinforzato in titanio, il PTFE ad alta densità o la rete in titanio. Il rinforzo in titanio delle membrane in PTFE ad alta densità porta a una capacità rigenerativa superiore rispetto alle membrane tradizionali in PTFE espanso, principalmente a causa del supporto meccanico aggiuntivo fornito dalla struttura in titanio contro le forze di compressione esercitate dal tessuto molle sovrastante. Le membrane non riassorbibili hanno la capacità di mantenere uno spazio sufficiente per un periodo più lungo. Hanno anche un profilo più prevedibile durante il processo di guarigione grazie alla loro forza meccanica, e sono anche facili da gestire in clinica. Il loro principale svantaggio è la necessità di un secondo intervento chirurgico per la rimozione della membrana.

> *Membrana e-PTFE*

Le membrane in politetrafluoroetilene espanso sono state introdotte per la prima volta in odontoiatria nel 1984, prodotte a partire dal Teflon® (e-PTFE). e-PTFE è un polimero sintetico e ha una struttura porosa. Entrambi i lati dell'e-PTFE hanno le loro caratteristiche:

1) Una porzione di collare su un lato - un collare a microstruttura aperta di 1 mm di spessore e 90% di porosità ritarda la crescita dell'epitelio durante la fase iniziale di guarigione della ferita.

2) Una porzione occlusiva sull'altro lato - una membrana spessa 0,15 mm e porosa al 30% fornisce lo spazio per la crescita di nuovo osso e agisce per prevenire la crescita fibrosa.

Queste membrane erano state usate clinicamente per alcuni anni precedenti come materiale da innesto vascolare per la riparazione dell'ernia. Le membrane in politetrafluoroetilene espanso (e-PTFE) sono state la prima generazione di membrane barriera clinicamente ben documentate utilizzate per procedure di rigenerazione ossea guidata. Non induce reazioni immunologiche e resiste alla degradazione enzimatica da parte dei tessuti dell'ospite e dei microbi. Il periodo medio di guarigione dopo l'impianto in vivo è di circa 3-6 mesi.

L'esposizione comporta un alto tasso di infezione e spesso richiede la rimozione precoce del dispositivo. Inoltre, la struttura altamente porosa permette la crescita dei tessuti molli, che complica la rimozione, richiedendo spesso una dissezione netta e un intervento chirurgico esteso. Il PTFE espanso deve essere completamente interrato e la chiusura primaria deve essere mantenuta per garantire la prevedibilità. Mentre il PTFE espanso è utile e abbastanza prevedibile nei siti profondi e sepolti per la rigenerazione guidata dei tessuti, non esiste attualmente un ruolo per questo materiale nell'innesto del sito di estrazione dove è probabile l'esposizione.

➤ *membrana d-PTFE*

Le membrane in politetrafluoroetilene ad alta densità (d-PTFE) sono progettate specificamente per l'uso nelle procedure di aumento dell'osso per assicurare una buona rigenerazione ossea anche quando la membrana è esposta alla cavità orale. La membrana è morbida, flessibile e facile da maneggiare. Al momento dell'impianto, il d-PTFE è immediatamente rivestito di proteine plasmatiche, facilitando l'adesione cellulare alla sua superficie liscia e biocompatibile. Questa adesione cellulare forma un sigillo ermetico, fornendo resistenza alla migrazione dei batteri e delle cellule epiteliali intorno e sotto la membrana quando è esposta in bocca. L'adsorbimento delle proteine del plasma facilita anche la diffusione dell'ossigeno e delle molecole organiche solubili attraverso la membrana attraverso i pori (0,2 μm submicron) sulle membrane.

La chiusura primaria non è richiesta, e la membrana può essere rimossa senza ulteriore chirurgia se esposta. Se viene utilizzata la tecnica di chiusura primaria, la membrana può essere facilmente rimossa attraverso una piccola incisione in una tecnica senza lembo. Inoltre, la rimozione del d- PTFE è semplificata a causa della mancanza di crescita del tessuto nella struttura superficiale.

Il PTFE denso è disponibile anche con un'armatura in titanio, che aumenta la rigidità del materiale per l'uso nei difetti in cui è necessario creare spazio. L'armatura in titanio incorporata permette alla membrana di essere modellata per adattarsi a una varietà di difetti senza rimbalzare e fornisce una stabilità aggiuntiva nei difetti ossei di grandi dimensioni e non spaziali.

> *Membrane barriera rinforzate in titanio (rete in titanio)*

Le membrane barriera rinforzate in titanio sono state introdotte come opzione per la GBR, perché forniscono un supporto meccanico avanzato e permettono un maggiore spazio per la ricrescita dell'osso e dei tessuti. La membrana barriera rinforzata in titanio ha un design a tre strati.

1. Strato esterno di PTFE amichevole per i tessuti molli con una struttura stretta che è resistente ai batteri
2. Strato intermedio che è una rete di titanio forte e altamente modellabile
3. Strato interno in PTFE con una struttura espansa che permette una rigenerazione prevedibile del tessuto duro

Le loro eccezionali proprietà di rigidità, elasticità, stabilità e plasticità fanno di Ti-mesh un'alternativa ideale.

> La rigidità garantisce un ampio mantenimento dello spazio e previene il collasso dei contorni.
> L'elasticità impedisce le compressioni della mucosa.
> La stabilità impedisce lo spostamento dell'innesto.
> La plasticità permette la piegatura, la sagomatura e l'adattamento a qualsiasi difetto osseo unico.

Lo svantaggio principale delle membrane Ti-mesh è l'aumento dell'esposizione dovuto alla loro rigidità e un secondo intervento chirurgico complesso per rimuoverle. Il secondo intervento può ferire e/o compromettere il tessuto rigenerato ottenuto, poiché è noto che l'elevazione dei lembi comporta una certa quantità di riassorbimento crestale dell'osso alveolare. Inoltre, l'uso di membrane non riassorbibili comporta un tempo chirurgico supplementare, che comporta un aumento dei costi e del disagio del paziente. [69]

MEMBRANE DI SECONDA GENERAZIONE

La seconda generazione di membrane barriera è stata progettata per essere riassorbibile per evitare la necessità di un secondo intervento chirurgico per la sua rimozione.

Ci sono due grandi categorie di membrane bioresorbibili:

1. Membrane naturali
2. Membrane sintetiche.

Membrane basate su materiali naturali

Le membrane basate su materiali naturali sono tipicamente derivate da pelle umana, tendine d'achille bovino, pelle suina e chitosano. Sono caratterizzate dalla loro eccellente affinità cellulare e biocompatibilità.

Attualmente, le membrane di collagene nativo sono il trattamento standard per la maggior parte della rigenerazione ossea guidata. Queste membrane di collagene hanno prevalentemente collagene di tipo I e si riassorbono grazie all'attività enzimatica dei macrofagi infiltrati e dei leucociti polimorfonucleati. Diverse tecniche di cross-linking sono utilizzate per prolungare il suo tempo di degradazione (varia da 4 settimane a 6 mesi). Promuovono l'attaccamento e la proliferazione cellulare. Sono altamente biocompatibili (nessun effetto negativo sui tessuti circostanti durante la degradazione) e promuovono la guarigione delle ferite.

Diverse complicazioni, come la degradazione precoce, la perdita prematura di materiale, e la ricrescita epiteliale lungo il materiale sono state riportate in seguito all'uso di membrane di collagene. Anche se probabilmente molto minimo, c'è il rischio che agenti infettivi da prodotti animali possano essere trasmessi all'uomo, e l'autoimmunizzazione è stata menzionata come un rischio. Anche se il collagene mostra una bassa immunogenicità, la risposta antigenica e l'autoimmunizzazione sono state notate.

Il chitosano è un polisaccaride che comprende copolimeri di glucosamina (β-1,4-linked 2-amino-2-deoxy-D-glucosio) e N-acetilglucosamina (2- acetamido-2-deoxy-D-glucosio) e deriva dalla parziale deacetilazione della chitina dai gusci dei crostacei. Ha un'eccellente biocompatibilità e migliora la guarigione delle ferite e la formazione delle ossa. Ha anche proprietà emostatiche.

Membrane basate su materiali sintetici

I materiali barriera sintetici sono fatti di poliesteri alifatici, ad esempio, acido poliglicolico (PGA), acido polilattico (PLA), policaprolattone (PCL), polidiossanone e loro copolimeri. Questi materiali sono biocompatibili, ma non sono inerti e alcune reazioni tissutali possono essere previste durante la degradazione. Sono tipicamente degradati attraverso l'idrolisi e i prodotti di degradazione sono metabolizzati attraverso il ciclo dell'acido citrico. Inoltre, c'è variabilità e mancanza di controllo sul tasso di riassorbimento della membrana, che è influenzato da fattori come il pH locale e la composizione del materiale.

Le loro proprietà biomeccaniche e la stabilità della matrice collagene possono essere migliorate per mezzo di reticolazione fisica/chimica, radiazioni ultraviolette (UV), genipina (Gp), glutaraldeide, 1-etil-3-(3dimethylaminopropyl) carbodiimide hydrochloride (EDC).

Vantaggi delle membrane riassorbibili:

Le membrane riassorbibili permettono una procedura in un'unica fase, alleviando così il disagio del paziente e i costi di una seconda procedura, ed evitano anche il rischio di ulteriore morbilità e danni ai tessuti. A differenza delle membrane non riassorbibili, l'epitelizzazione del collagene esposto che ottiene la chiusura secondaria della ferita è spontanea. Questo è un vantaggio clinico significativo perché, in caso di complicazioni dei tessuti molli, la membrana non richiede alcun intervento chirurgico e può essere lasciata in sede.

Svantaggi delle membrane riassorbibili:

Lo svantaggio principale delle membrane riassorbibili è il loro tempo di riassorbimento imprevedibile e il grado di degradazione, che influisce direttamente sulla formazione dell'osso. La membrana ideale dovrebbe essere in grado di essere degradata o riassorbita nel tempo alla stessa velocità con cui avviene la formazione dell'osso. Infine, la mancanza di stabilità del materiale rende obbligatorio l'uso di materiali di supporto della membrana. [70]

MEMBRANE DI TERZA GENERAZIONE:

Con lo sviluppo del concetto di ingegneria tissutale, si sono evolute le membrane di terza generazione, che non solo agiscono come barriere ma anche come dispositivi di consegna per rilasciare agenti specifici come antibiotici, fattori di crescita, fattori di adesione, ecc. sul sito della ferita in base al tempo o al bisogno, al fine di orchestrare e dirigere la guarigione naturale della ferita in modo migliore. Brevemente possono essere considerati nelle seguenti sottodivisioni:

Membrane barriera con attività antimicrobica:

La contaminazione batterica della ferita rigenerante rappresenta un fattore significativo che porta a un risultato compromesso. Le specie batteriche, la conta dei batteri e l'area di contaminazione batterica presente sulla membrana sono alcuni dei fattori che possono influenzare il risultato della GTR. I batteri che si trovano sulle membrane includono vari batteri Gram-positivi e patogeni parodontali. Un antibiotico sistemico è di solito prescritto dopo una procedura GBR per ridurre la contaminazione batterica e prevenire l'infezione della ferita. Tuttavia, i risultati non sono prevedibili. È stato dimostrato che l'incorporazione di amoxicillina, tetraciclina o doxiciclina in varie membrane GTR può migliorare la rigenerazione in presenza dei patogeni orali Streptococcus mutans e Aggregatibacter actinomycetemcomitans.

Quando applicate clinicamente, le membrane in politetrafluoroetilene espanso (ePTFE) caricate con tetraciclina hanno dimostrato di ridurre la contaminazione batterica e di aumentare la rigenerazione. Questa efficacia dimostrata può essere legata non solo alle loro azioni antimicrobiche ma anche alle loro proprietà non antibatteriche - proprietà anticollagenolitiche, antinfiammatorie, inibitorie degli osteoclasti e stimolatorie dei fibroblasti. Le tetracicline prolungano anche il tempo di degradazione delle membrane di collagene; questa proprietà può essere utilizzata in alcune situazioni cliniche in cui è desiderabile mantenere la membrana per un periodo di tempo prolungato. [69]

Membrane di barriera con incorporazione di fosfato di calcio bioattivo:

Molti ricercatori hanno studiato l'effetto delle particelle di idrossiapatite (HA) di nano dimensioni nelle matrici elettrofilate per la rigenerazione del tessuto osseo in vitro. Gli studi sulla membrana preparata da Liao et al., hanno dimostrato che l'incorporazione di β-TCP all'interno di una membrana polimerica fatta di PCL/poly (lactide-co-glicolide) (PLGA) ha dimostrato di migliorare la stabilità meccanica e migliorare la rigenerazione ossea. Le proprietà meccaniche di una matrice di collagene e poli (alcol vinilico) hanno anche dimostrato di essere migliorate dopo l'aggiunta di β-TCP/citosano composito e nano-HA, rispettivamente. Una membrana a tre strati è stata sviluppata per ottimizzare le proprietà meccaniche delle membrane a base di collagene. Questa membrana a tre strati aveva un lato poroso (per permettere la crescita delle cellule) che conteneva nano-carbonato idrossiapatite/collagene/PLGA, un lato puro PLGA non poroso (per scoraggiare l'adesione cellulare), e uno strato di transizione costituito da nCHAC/PLGA. Questa preparazione a 3 strati migliora la biocompatibilità e l'osteoconduttività della membrana e facilita la differenziazione cellulare iniziale. [71]

Membrane di barriera con rilascio di fattori di crescita:

I fattori di crescita o morfogeni modulano l'attività cellulare come l'angiogenesi, la chemiotassi cellulare, la differenziazione cellulare, la sintesi e la degradazione della matrice e hanno un ruolo essenziale nel processo di guarigione e nella formazione dei tessuti. La loro modalità d'azione è quella di legarsi al dominio extracellulare di un fattore di crescita-recettore target che a sua volta attiva le vie di trasduzione del segnale intracellulare. Diverse molecole bioattive hanno dimostrato forti effetti nel promuovere la rigenerazione ossea Queste molecole bioattive includono PDGF, IGFI, fattore di crescita dei fibroblasti di base (FGF-2), TGF-1, BMP-2, -4, -7 e -12, e derivati della matrice dello smalto (EMD).

I fattori limitanti negli attuali sforzi per utilizzare i fattori di crescita nella GBR sono legati sia alla modalità di consegna del fattore di crescita sia ai requisiti di segnali multipli per guidare il processo di rigenerazione. È altamente improbabile che un singolo agente esogeno possa mediare efficacemente tutti gli aspetti necessari per la riparazione dei tessuti. Quindi, la consegna di una vasta gamma di mediatori biologici è necessaria se si vuole ottenere una rigenerazione completa dei tessuti. Inoltre, il modo in cui questi fattori di crescita sono resi disponibili è di fondamentale importanza. Idealmente, dovrebbero essere forniti localmente, seguendo una cinetica specifica e distinta, per imitare, per quanto possibile, i requisiti del tessuto ferito durante le diverse fasi di rigenerazione in situ.

ALTRI SVILUPPI

Elettrospinning (e-spinning) per la membrana:

La tecnica e-spinning ha dimostrato un grande potenziale per generare impalcature fibrose per la rigenerazione dei tessuti. L'e-spinning produce un polimero naturale o sintetico biocompatibile e degradabile che normalmente assomiglia alla disposizione della matrice extracellulare nativa (ECM).

Membrane multistrato funzionalmente graduate: (FGM)

L'uso di membrane barriera multistrato è stato proposto per utilizzare una struttura graduata con gradienti compositivi e strutturali che soddisfano i requisiti funzionali locali migliorando la crescita dell'osso e prevenendo la ricrescita del tessuto gengivale. Si tratta di una membrana funzionalmente graduata a tre strati fatta da PLGA, collagene e nano-idrossiapatite con un metodo di fusione strato per strato.

La membrana è stata progettata con un lato costituito da una membrana porosa all'8% di idrossiapatite/collagene/acido polilattico-coglicolico nano-carbonato che permette l'adesione cellulare, e la faccia opposta con una pellicola liscia non porosa di PLGA. Questo è fabbricato tramite multilayeringe-spinning. La FGM consiste in un core-layer (CL) e due surface-layer (SL) funzionali che interfacciano i tessuti ossei (nanoidrossiapatite, n-HAp) ed epiteliali (metronidazolo, MET). Il CL comprende uno strato puro di poli (d,l-lattide-co-caprolattone) (PLCL) circondato da due strati compositi composti da una miscela ternaria di gelatina e polimeri (PLCL:PLA:GEL). [72]

Focus su PRP e PRF come fattori di crescita e membrane

Il plasma ricco di piastrine è una delle prime modifiche autologhe alla colla di fibrina che è stata usata con apparente successo clinico in odontoiatria. Questa prima generazione di concentrati piastrinici contiene circa il 95% di piastrine isolate tramite centrifugazione. Il razionale scientifico dietro l'uso di queste preparazioni risiede nel fatto che i granuli α delle piastrine sono un serbatoio di molti fattori di crescita (GF) che sono noti per svolgere un ruolo cruciale nel meccanismo di riparazione dei tessuti duri e molli. Tuttavia, anche se molti fattori di crescita vengono isolati con questo metodo, l'uso di ulteriori anticoagulanti limita il processo di guarigione naturale.

Il concetto di PRF (Platelet Rich Fibrin) si basa sulla centrifugazione del sangue intero senza anticoagulanti. (**Joseph Choukroun** et al 2001). Alla fine della centrifugazione, si ottiene un coagulo di fibrina contenente la maggior parte delle piastrine e dei globuli bianchi.

La fibrina ricca di piastrine (PRF) o la fibrina ricca di leucociti e piastrine (L-PRF) è un PRP di seconda generazione dove piastrine e leucociti autologhi sono presenti in una matrice di fibrina complessa per accelerare la guarigione dei tessuti molli e duri. Rispetto alle membrane disponibili in commercio, la membrana PRF offre una piacevole alternativa con la sua economicità e relativa sicurezza grazie alla sua natura autologa. I vantaggi di questa membrana sono che è interamente autologa e non contiene anticoagulanti o trombina bovina come il PRP. Il PRF è una grande alternativa alle membrane non riassorbibili e riassorbibili.

Uso del PRF come unica membrana barriera durante le procedure GBR

Poiché il PRF ha un breve tempo di riassorbimento che va dai 10 ai 15 giorni. Tuttavia, più frequentemente durante le procedure di GBR (e soprattutto nei casi di GBR estensiva), le membrane PRF sono combinate con una membrana barriera in collagene o con membrane rinforzate in titanio/titanio.

Uso delle membrane PRF con membrane a barriera in collagene

Nella GBR, una delle preoccupazioni legate all'utilizzo di membrane barriera è il rischio di esposizione e conseguente infezione. Se una membrana PRF viene posizionata sopra una membrana barriera in collagene, anche se la PRF viene lasciata esposta alla cavità orale, grazie alla sua elevata quantità sovrafisiologica di leucociti che combattono i patogeni, la possibilità di infezione si riduce drasticamente, quasi dieci volte. Questo è fondamentale, specialmente per il numero sempre crescente di pazienti sistemicamente compromessi con il diabete e i fumatori, così come per la vasta popolazione di pazienti che assumono farmaci che possono alterare la guarigione delle ferite. Un secondo vantaggio è che il PRF è noto per promuovere rapidamente una maggiore guarigione/rigenerazione delle ferite dei tessuti molli rispetto ai tessuti duri. Pertanto, da un punto di vista biologico, è strategico utilizzare il PRF a contatto con i tessuti molli sulla superficie esterna delle membrane barriera. Come regola generale, è sempre vantaggioso utilizzare la PRF sulla superficie esterna delle procedure GBR sopra le membrane barriera in collagene.

La PRF promuove l'angiogenesi all'interno delle aree con difetti. Pertanto, è vantaggioso implementare la PRF sotto le membrane barriera in alcuni casi, specialmente quando si utilizzano membrane non riassorbibili. Poiché il flusso sanguigno dal periostio non è in grado di fornire angiogenesi attraverso le membrane PTFE non riassorbibili, la PRF è in grado di fornire fattori di crescita precoci responsabili della formazione di nuovi vasi sanguigni all'interno delle procedure di aumento dell'osso sottostante. [73]

MEMBRANA BARRIERA DISPONIBILE IN COMMERCIO

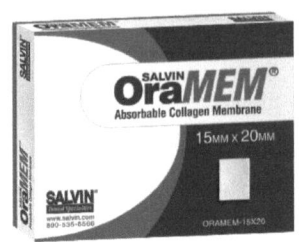 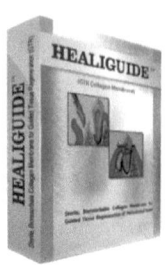

1. 2.

1. Membrana di collagene assorbibile (18 settimane)

2. Bioresorbibile - Collagene di tipo I

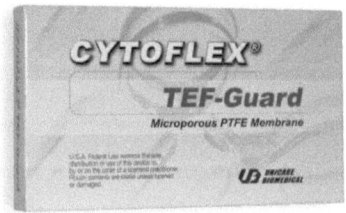 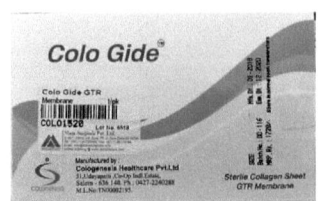

3. 4.

3. Multistrato non riassorbibile - Ti rinforzato

4. Membrana di collagene bovino di tipo 1

Commercial Name	Company	Sources	Cross-Linking Agent	Main Components	Resorption Rate
BioMend	Zimmer, Frankfurt, Germany	Bovine tendon	Formaldehyde	100% type I collagen	6–8 weeks
BioMend-Extend	Zimmer, Frankfurt, Germany	Bovine tendon	Formaldehyde	100% type I collagen	18 weeks
Periogen	Collagen Inc., Palo Alto, CA	Bovine dermis	Glutaraldehyde	Type I and III collagen	4–8 weeks
Paroguide	Coletica, Lyon, France	Clafskin	DPPA	96% type I collagen and 4% chondroitin-4-sulfate	4–8 weeks
Biostite	Coletica, Lyon, France	Calfskin	DPPA	88% HA 9.5% type I collagen, and 2.5% chondroitin-4-4sulfate	4–8 weeks
BioGide	Geistlich, Wolhusen, Switzerland	Porcine dermis	None	Type I and III collagen	24 weeks
Tissue Guide	Koken Co., Tokyo, Japan	Bovine dermis + tendon	HMDIC	Atelocollagen (I°) + tendon collagen	4–8 weeks
BioBar	Colbar Research & Dev. Ltd., Ramat-Hasharon, Israel	Bovine dermis	N/A	100% type I collagen	6–8 moths
Osteobiol	Tecnoss srl, Giaveno, Italy	Heterologous mesenchymal tissue	None	100% equine collagen	8 weeks

Gli innesti ossei sono tessuti prelevati dal corpo di un paziente o un sostituto naturale o un biomateriale sintetico che viene inserito nei difetti ossei per ristabilire il tessuto osseo perso. Idealmente, un innesto osseo dovrebbe subire un riassorbimento dopo essere servito come creatore di spazio in un periodo di tempo definito per la sua successiva sostituzione da parte dei tessuti ossei ospiti. Il tessuto osseo ha la capacità di rigenerarsi completamente se gli viene fornito lo spazio in cui può crescere. Quando l'osso naturale cresce, generalmente sostituisce completamente il materiale d'innesto, dando luogo a una regione completamente integrata di nuovo osso.

Il razionale dietro l'uso dell'innesto osseo ha origine dalle proprietà osteogeniche, osteoinduttive e/o osteoconduttive possedute dai materiali da innesto. Il materiale osteogenico contiene cellule che formano l'osso all'interno dell'innesto stesso. Gli osteoblasti vitali originati dal materiale da innesto osseo contribuiscono alla crescita di nuovo osso. I materiali osteoinduttivi stimolano le cellule osteoprogenitrici a differenziarsi in osteoblasti che poi iniziano la formazione di nuovo osso nel tessuto circostante immediatamente adiacente all'innesto. Il tipo più ampiamente studiato di mediatori cellulari osteoinduttivi sono BMPs, PDGF e VEGF ecc. I materiali osteoconduttivi servono come impalcature per la crescita dell'osso all'interno delle pareti ossee esistenti. Gli osteoblasti provenienti dal margine del difetto utilizzano il materiale da innesto osseo come struttura su cui si diffondono e producono nuovo osso. [74]

TIPI DI INNESTI OSSEI

Gli innesti e i sostituti ossei possono essere classificati in quattro gruppi, secondo la loro origine: autotrapianti, allotrapianti, xenotrapianti e alloplasti e la loro modalità di applicazione comprende diverse forme di applicazione, come i materiali a blocchi, granulari, modellabili, iniettabili o a indurimento in situ.

Materiale d'ingrosso	Origine	Potenziale di rigenerazione ossea	Tempo di riassorbimento
Autograft	Tessuto proprio del paziente	Osteogenico Osteoinduttivo Osteoconduttivo	Da settimane a mesi
Allograft	Tessuto di individui della stessa specie	Osteoconduttivo Osteoinduttivo (DFDB)	Mesi (4-12)
Xenograft	Tessuto di altre specie	Osteoconduttivo	Mesi a un anno
Alloplast	Materiale prodotto sinteticamente	Osteoconduttivo	Ampia gamma (da rapidamente riassorbibile a non riassorbibile)

OSSO AUTOGENO

L'osso autogeno è stato considerato come il "gold standard" per la terapia rigenerativa in quanto ha proprietà osteogeniche, osteoinduttive e osteoconduttive. L'osso autogeno fornisce supporto meccanico ai vasi e agli elementi cellulari che colonizzano il sito d'innesto, e stimola anche la formazione dell'osso nel sito d'innesto poiché contiene elementi cellulari maturi che possono creare direttamente nuovo osso. La componente inorganica dell'osso (idrossiapatite) contribuisce alla rigidità dell'innesto e la componente organica (collagene) fornisce forza, durata e stabilità. Gli innesti di osso autologo possono essere di tipo corticale, spugnoso o corticocancelloso.

> **Innesti di osso corticale**

Gli innesti di osso corticale sono blocchi composti prevalentemente da osso corticale. Forniscono un osso molto denso e compatto che offre un grande supporto strutturale. Un innesto di osso corticale è adatto alla ricostruzione di difetti sia orizzontali che verticali e viene solitamente posizionato come un innesto a blocco fissato con viti alla cresta sottostante. Questo tipo di innesto richiede più tempo per rivascolarizzarsi rispetto a un innesto di osso spongioso.

> **Innesti ossei cancellosi (particolati)**

Gli innesti di osso cancelloso sono costituiti prevalentemente da tessuto osseo trabecolare. L'osso spugnoso ha proprietà osteogeniche e osteoinduttive superiori all'osso corticale e possiede un numero maggiore di osteoblasti e cellule progenitrici. La struttura dell'osso spugnoso permette una rapida rivascolarizzazione dell'innesto. Riduce anche il numero di cellule che vanno incontro a necrosi, permettendo una rapida neoangiogenesi, con incorporazione precoce dell'innesto. Questi innesti spesso mostrano un maggiore riassorbimento rispetto agli innesti a blocco a causa della loro minore densità.

Una limitazione degli innesti di osso spugnoso è la loro instabilità subito dopo il posizionamento. Questo tipo di innesto richiede un'impalcatura biologica rigida fornita da barriere o pareti di osso. Gli innesti di osso spugnoso sono adatti per coprire fenestrazioni parodontali, difetti ossei peri-implantari, per ottenere piccole ricostruzioni alveolari in GBR, per riempire gli spazi tra gli innesti di osso corticale e per le procedure di rialzo del seno e di split-crest

> **Innesti ossei corticocancellari**

Gli innesti di osso corticocancelloso sono composti in parte da tessuto compatto (corticale) e in parte da tessuto spugnoso (trabecolare). Idealmente hanno le migliori caratteristiche in quanto hanno un gran numero di osteoblasti e cellule osteoprogenitrici e danno anche un buon supporto strutturale. [75]

> **Coagulo osseo**

Il coagulo osseo è una miscela di polvere d'osso ottenuta da piccole particelle macinate dall'osso corticale e dal sangue. L'osso è ottenuto utilizzando frese in carburo, n.6 o n.8 a velocità comprese tra 5000 e 30000 rpm. L'uso di questo materiale si basa sulla logica che la piccola dimensione delle particelle viene prevedibilmente riassorbita e sostituita dall'osso ospite. Il vantaggio della dimensione delle particelle è che fornisce una superficie aggiuntiva per l'interazione di elementi cellulari e vascolari. Si ritiene inoltre che i frammenti mineralizzati inducano la formazione di osso.

Le procedure con coagulo osseo hanno degli svantaggi, che includono problemi di aspirazione, complicazioni di contaminazione salivare e sanguinamento, una quantità sconosciuta di frammenti ossei raccolti e limitazioni riguardanti la quantità di osso che può essere ottenuta.

> **Miscela di ossa**

La tecnica della miscela ossea è stata progettata per superare alcuni dei problemi delle procedure con coagulo osseo. La tecnica di fusione ossea utilizza una capsula di plastica autoclavata e un pestello. L'osso viene rimosso da un sito predeterminato (incavo di estrazione, esostosi, area edentula, o regione del difetto) con scalpelli o pinze di rongeur. Il pestello e i frammenti ossei sono posti nella capsula, e vengono aggiunte alcune gocce di soluzione fisiologica sterile. La capsula viene chiusa, avvolta in una garza sterile e posta nel trituratore per 60 secondi (da 100 a 200 µm). La triturazione riduce i frammenti ossei a una massa ossea lavorabile simile alla plastica, di consistenza simile all'amalgama fangosa, che può essere confezionata o modellata in difetti ossei. [76]

SITO DONATORE

La scelta del sito per il prelievo osseo dipende dalla quantità e dalla qualità dell'osso necessario per ripristinare la corretta morfologia della cresta alveolare. La scelta è anche influenzata dalle condizioni del sito ricevente, dalle aspettative del paziente e dalle capacità e preferenze del dentista.

Siti di donazione intraorale

I siti ossei intraorali sono indicati per la ricostruzione dei difetti ossei che interessano le aree edentule causate da uno a tre denti mancanti o nell'aumento del seno mascellare, perché la quantità di osso che può essere raccolta dai siti intraorali è limitata.

I siti donatori sono la tuberosità mascellare, i tori, le aree alveolari edentule, comprese le prese di estrazione in via di guarigione, la sinfisi, i rami, le aree retromolari mentali e mandibolari. Un grande vantaggio di un sito di donazione intraorale è che il sito di prelievo è vicino al difetto, il che si traduce in un tempo ridotto di operazione e anestesia e spesso in una guarigione accelerata a causa della rapidità della guarigione della mucosa nella cavità orale. C'è anche una ridotta morbilità postoperatoria rispetto ai siti extraorali. Inoltre, i siti intraorali lasciano meno cicatrici. La procedura di innesto intraorale può essere eseguita utilizzando l'anestesia locale o la sedazione endovenosa, il che riduce i costi.

Siti di donazione extraorali

Un vantaggio dei siti donatori extraorali è che è possibile prelevare una grande quantità di osso per la ricostruzione di difetti più grandi. Uno svantaggio di tutti i siti extraorali è la necessità di un sito chirurgico in aggiunta al sito intraorale e la possibilità di morbilità post-operatoria associata al sito donatore. L'anestesia generale e il ricovero sono spesso necessari per i pazienti sottoposti a prelievo osseo extraorale. [77]

VANTAGGI DEGLI INNESTI AUTOGENI

L'uso dell'innesto osseo autogeno ha diversi vantaggi.

1. La capacità osteogenica dell'osso autogeno si traduce in un rilascio più efficiente di fattori di crescita osteoinduttivi - BMP 2, BMP 6 e BMP 9 (più osteoinduttivi), BMP 4, e BMP 7 (osteoinduttività limitata), Insulin like growth factor I & II, fattori di crescita dei fibroblasti acidi e basici, fattori di crescita derivati dalle piastrine, interleuchine, fattori stimolanti le colonie di macrofagi granulociti, ecc).

2. Ha una migliore superficie osteoconduttiva per l'attaccamento e la crescita delle cellule.

3. Agisce come un creatore di spazio quando è usato in combinazione con una membrana barriera.

4. Altamente biocompatibile con il sito di innesto ricevente.

5. Basso costo.

SVANTAGGI DEGLI INNESTI AUTOGENI

Nonostante i suoi vantaggi, l'osso autogeno presenta alcuni svantaggi.

1. Tempo di riassorbimento imprevedibile. È stata riportata una perdita di volume dell'innesto dell'ordine del 50% durante la guarigione in un periodo di 6 mesi.

2. Rischio di morbilità del sito del donatore e necessità di due siti chirurgici.

3. Due siti chirurgici possono aumentare sia lo stress postoperatorio che il rischio di infezione.

4. Tempo di recupero più lungo.

Per superare questi svantaggi affrontati con gli autografi, sono stati sviluppati materiali alternativi.

ALLOGRAFTI

Gli allotrapianti sono innesti trasferiti tra diversi individui della stessa specie. I tessuti da trapiantare sono tipicamente lavorati da cadaveri in condizioni sterili per prevenire una reazione immunitaria nel ricevente. Le fasi di lavorazione degli allotrapianti per uso dentale includono solitamente quanto segue:

1. L'osso corticale si ottiene in modo sterile entro 12 ore dalla morte del donatore. È preferito all'osso spongioso perché è meno antigenico e contiene più proteine induttive dell'osso.

2. Dopo l'approvvigionamento, l'osso viene tagliato in particelle da 0,5 a 5 mm e poi immerso in etanolo al 100% per 1 ora per rimuovere il grasso che può inibire l'osteogenesi.

3. L'etanolo ha anche un'attività virucida. Entro 1 minuto dal trattamento con etanolo, l'osso corticale è completamente penetrato dall'etanolo e i virus sono inattivati.

4. Poi, l'osso viene congelato, diminuendo ulteriormente il rischio di trasferimento della malattia.

5. Successivamente, l'osso congelato viene macinato ad una dimensione delle particelle di 250 - 800 µm. Questa gamma di dimensioni delle particelle promuove l'osteogenesi, mentre le particelle più piccole di 125 µm inducono una risposta macrofagica.

6. Poi le particelle di osso vengono nuovamente immerse in etanolo.

7. In seguito, si procede alla decalcificazione con acido cloridrico 0,6 o 0,5 N, che rimuove il calcio dalla matrice ossea ed espone le proteine induttive dell'osso.

8. Questo passaggio viene bypassato se il prodotto finale desiderato è l'osso liofilizzato mineralizzato

9. L'osso viene poi lavato in un tampone di fosfato di sodio per rimuovere l'acido residuo.

10. L'osso corticale viene congelato a $-^{80}$ C per 1 o 2 settimane per interrompere il processo di degradazione.

11. Durante questo periodo si analizzano i risultati delle colture batteriche, dei test sierologici, delle analisi degli anticorpi e degli antigeni.

12. Se si trova una contaminazione, l'osso viene scartato o sterilizzato con metodi aggiuntivi e così etichettato.

Gli allotrapianti possono essere demineralizzati o meno. L'allotrapianto è liofilizzato per permettere la conservazione a lungo termine e ridurre l'antigenicità. Una grande preoccupazione per gli allotrapianti in generale è il potenziale di trasferimento di malattie, in particolare la trasmissione virale, e ancora più in particolare l'HIV. Le banche dei tessuti hanno adottato rigorose tecniche di esclusione, test per l'antigene HIV e l'anticorpo HIV e biopsia dei linfonodi per ridurre questo rischio potenziale. Inoltre, il semplice congelamento degli allotrapianti ossei riduce il rischio di trasferimento della malattia a 1 su 8 milioni. Il trattamento dell'osso cadaverico con particelle virali e dell'osso corticale prelevato da un donatore morto di AIDS con un agente viricida e la demineralizzazione in HCL hanno dimostrato di inattivare l'HIV. La probabilità di trasferimento dell'HIV a seguito di un'adeguata preparazione di allotrapianto osseo demineralizzato e liofilizzato è stata calcolata a 1 su 2,8 miliardi. Ad oggi non è stato riportato alcun caso di trasmissione della malattia da allotrapianti ossei liofilizzati usati per scopi dentistici in oltre 1 milione di casi in 25 anni di utilizzo. Una rara entità di malattia, la malattia di Creutzfeldt-Jacobs, trasmessa attraverso i preoni (particelle infettive proteiche più piccole) non è mai stata riportata da un materiale derivato dall'osso. Tuttavia, a causa di difficili tecniche di esclusione, la malattia di Creutzfeldt-Jacobs può rimanere un rischio potenziale remoto.

I tipi di allotrapianti ossei utilizzati in parodontologia sono:

1. Osso iliaco cancellato congelato (usato meno frequentemente).
2. Osso liofilizzato non demineralizzato (FDB)
3. Osso liofilizzato demineralizzato (DFDB) (usato più spesso)
4. Osso parzialmente decalcificato.

I metodi di preparazione di questi allotrapianti sono diversi, così come le loro proprietà biologiche.

Osso iliaco cancellato congelato

Sono osteoconduttivi e si sono dimostrati efficaci nella gestione di difetti ossei con vari numeri di pareti e anche in qualche misura sopracrestali. La possibilità di trasferimento della malattia, l'antigenicità e la necessità di un'ampia corrispondenza incrociata hanno precluso l'uso degli allotrapianti iliaci congelati nella moderna parodontologia.

Allotrapianti di osso liofilizzato mineralizzato

La liofilizzazione riduce notevolmente i rischi per la salute associati all'osso fresco congelato e viene ampiamente utilizzata nel trattamento dei difetti ossei parodontali. Gli allotrapianti di osso corticale conservati mediante liofilizzazione hanno dimostrato di non suscitare una risposta immunitaria nei primati non umani.

La liofilizzazione distorce parzialmente la presentazione tridimensionale degli antigeni dei leucociti umani, influenzando il riconoscimento immunitario. L'Accademia Americana di Parodontologia raccomanda l'uso di allotrapianti di osso corticale piuttosto che di osso spongioso, poiché l'osso spongioso è più antigenico. L'allotrapianto di osso liofilizzato è osteoconduttivo. Gli allotrapianti di osso liofilizzato mineralizzato possono essere usati da soli o in combinazione con altri materiali da innesto. Studi sperimentali hanno dimostrato che l'aggiunta di osso autogeno all'allotrapianto di osso liofilizzato aumenta notevolmente il suo potenziale osteogenico.

Osso liofilizzato demineralizzato (DFDB)

La DFDB si prepara semplicemente demineralizzando l'osso in acido cloridrico fino a ridurre il contenuto di calcio a meno del 2%. Poiché la DBM è preparata da osso particolato, la sua preparazione comporta la liofilizzazione dell'osso, la macinazione, la demineralizzazione e la ricongelazione. Quindi, in contraddizione con altri allotrapianti ossei liofilizzati, la DBM viene liofilizzata due volte.

L'allotrapianto osseo demineralizzato e liofilizzato ha un potenziale osteogenico. È grossolanamente amorfo, morbido e non fornisce supporto strutturale. Si dice che la demineralizzazione aumenti la disponibilità di proteine morfogenetiche ossee associate alla matrice ossea [BMP], rendendo questi innesti altamente osteoinduttivi. La demineralizzazione degli allotrapianti viene eseguita perché il minerale osseo blocca l'effetto dei fattori che stimolano la crescita ossea sequestrati nella matrice ossea, cioè le proteine morfogenetiche ossee. Le proteine morfogenetiche ossee sono un gruppo di polipeptidi acidi appartenenti alla superfamiglia dei geni del fattore di crescita trasformante-β. Stimolano la formazione dell'osso attraverso l'osteoinduzione, inducendo le cellule staminali pleuripotenziali a differenziarsi in osteoblasti. Sebbene la demineralizzazione rilasci le BMP dall'osso, facilita anche l'eluizione e la perdita delle BMP nel bagno acido. Inoltre, altre proteine potenzialmente antigeniche possono essere esposte durante il processo di demineralizzazione, suscitando una risposta immunitaria che può provocare infiammazione e rapido riassorbimento dell'innesto. La bioattività dell'allotrapianto osseo demineralizzato liofilizzato sembra dipendere dall'età ed è stato dimostrato che l'osso di animali più giovani ha un potenziale osteogenico maggiore rispetto all'osso di animali più vecchi. Il DFDB può essere usato da solo o in combinazione con altri materiali da innesto. Studi sperimentali hanno indicato che l'aggiunta di osso autogeno all'allotrapianto di osso demineralizzato e liofilizzato non aumenta in modo significativo il suo potenziale osteogenico.

Comparison of freeze-dried bone allograft and demineralized freeze-dried bone allograft	
FDBA	DFDBA
Not demineralized	Demineralized
Better space maintenance	More bone morphogenetic protein
Slower resorption rate	expression potential
compared with DFDBA	Possible osteoinduction
Osteoconductive	Osteoconductive
More radio-opaque	More radiolucent
Breakdown by way of foreign body reaction	Rapid resorption
Primary indication: bone augmentation	Primary indication: periodontal
associated with implant treatment	disease associated with natural tooth
(eg, guided bone regeneration, sinus grafting,	
ridge augmentation)	

Osso parzialmente demineralizzato

L'osso parzialmente demineralizzato (parzialmente decalcificato o decalcificato in superficie) è chemiosterilizzato con la tecnica di Urist ed è un osso allogenico estratto da antigeni. Il contenuto di calcio dell'allotrapianto osseo demineralizzato in superficie è un po' più alto, di solito intorno al 20%. Ha proprietà osteoconduttive, ma la preparazione di questo allotrapianto è complessa e richiede tempo.

VANTAGGI DEGLI ALLOTRAPIANTI

L'uso di allografts ha molti vantaggi,

1. Capacità osteoconduttiva.

2. Struttura fisica simile a quella del destinatario.

3. Disponibilità di grandi quantità di osso del donatore.

4. Eliminazione del rischio di morbilità del sito del donatore.

5. Tempo chirurgico ridotto.

SVANTAGGI

1. In rari casi può causare una reazione immunitaria.

2. Potrebbe trasmettere un'infezione virale dal donatore al ricevente.

3. Anche se sono disponibili grandi quantità di osso, il medico deve ancora dipendere da una banca dell'osso come fonte. [78]

XENOGRAFTI

Si tratta di materiali eterologhi derivati da specie diverse dal ricevente. Questi materiali sono inerti e si riassorbono lentamente (ad esempio, **bovino, suino** e corallo naturale HA). Queste fonti, attraverso diverse tecniche di lavorazione, forniscono prodotti che sono biocompatibili e strutturalmente simili all'osso umano. Gli xenotrapianti sono osteoconduttivi, prontamente disponibili e privi di trasmissione di malattie.

Innesto di sostituzione dell'osso di origine bovina

Si tratta di osso bovino eterologo, anorganico e deproteinizzato. L'osso bovino viene lavorato per ottenere un minerale osseo naturale senza la componente organica. L'osso bovino anorganico è lo "scheletro" di idrossiapatite che conserva la struttura macroporosa e microporosa dell'osso corticale e cancelloso che rimane dopo l'estrazione chimica o a basso calore della componente organica.

Storicamente, gli xenotrapianti bovini hanno fallito a causa del rigetto, probabilmente perché i materiali precedenti utilizzavano l'estrazione chimica del detergente, che lasciava residui di proteine e quindi produceva reazioni avverse e risultati clinicamente inaccettabili. L'idrossiapatite di origine bovina attualmente disponibile è deproteinizzata, mantenendo la sua struttura microporosa naturale, che supporta il riassorbimento mediato dalle cellule. Questo è importante perché l'innesto deve essere sostituito con nuovo osso.

Gli innesti di sostituzione ossea in idrossipatite di origine bovina hanno una maggiore superficie disponibile che può fungere da impalcatura osteoconduttiva grazie alla loro porosità e hanno un contenuto minerale paragonabile a quello dell'osso umano, permettendo loro di integrarsi con l'osso ospite. Sono stati utilizzati con successo per il trattamento dei difetti intraossei e nell'aumento della cresta.

VANTAGGI

1. Forniscono una struttura simile a quella dell'osso umano, con una migliore capacità osteoconduttiva rispetto ai materiali derivati sinteticamente.

2. Questi materiali hanno micropori e macropori che promuovono sia la stabilità del coagulo che l'apposizione di nuovo osso all'interno dell'innesto.

Carbonato di calcio corallino: Biocoral (Inoteb, Saint Gonnery, Francia)

Il carbonato di calcio ottenuto da un corallo naturale (genere Porites) è composto principalmente da aragonite (>98% $CaCO_3$,). Ha una dimensione dei pori da 100 a 200 μm, che è simile alla porosità dell'osso spugnoso. Ha un rapporto calcio-fosfato di 10:6 ed è riassorbibile. Ha una porosità superiore al 45%, che fornisce un'ampia superficie per il riassorbimento e la sostituzione da parte dell'osso.

Non richiede una trasformazione superficiale in una fase carbonatica (che si verifica con il corallo sintetico) per iniziare la formazione dell'osso. Quindi, avvia più rapidamente la formazione dell'osso e ha un alto potenziale osteoconduttivo senza incapsulamento fibroso. I suoi svantaggi sono la fragilità e la difficoltà di manipolazione. Il carbonato di calcio corallino produce risultati paragonabili a quelli di altri innesti di sostituzione ossea con un guadagno significativo in termini di attacco clinico, riduzione della profondità di sondaggio e riempimento dei difetti.

Gli xenotrapianti possono essere usati da soli o possono essere mescolati con osso autologo per migliorare la capacità osteoinduttiva dell'innesto. Si integrano bene nel sito ricevente, mostrano istologicamente un contatto diretto con l'osso genitore e subiscono un lento riassorbimento.

VANTAGGI

1. Osteoconduttivo
2. Relativamente economico
3. Eliminazione della necessità di un secondo sito chirurgico
4. Meno tempo di guarigione

SVANTAGGI

1. Portano un raro rischio di causare una reazione immunitaria
2. Incapacità di ottenere un'altezza e una larghezza adeguate per i grandi difetti.
3. Non sempre disponibile in formulazioni che permettono un facile adattamento o modellazione. [79]

ALLOPLASTS

I sostituti ossei alloplastici rappresentano un ampio gruppo di biomateriali sintetici chimicamente diversi, tra cui il fosfato di calcio (ad es. fosfato tricalcico, idrossiapatite e cementi di fosfato di calcio), il solfato di calcio, il vetro bioattivo e i polimeri. A seconda della loro costruzione, gli alloplasti possono essere riassorbibili o non riassorbibili. Questi materiali variano nella struttura e nella composizione chimica, così come nelle proprietà meccaniche e biologiche.

Il World Workshop in Periodontics del 1996 ha concluso che "i materiali da innesto sintetici funzionano principalmente come riempitivi di difetti. Se la rigenerazione è il risultato desiderato del trattamento, si raccomandano altri materiali".

BIOCERAMICA

Sono materiali osteoconduttivi biocompatibili che offrono un ambiente chimico e una superficie adatti alla formazione di nuovo osso. Le bioceramiche sono sempre più utilizzate come alternativa all'innesto osseo cortico-cancelloso autogeno. L'idrossiapatite di calcio (HA) e il fosfato tricalcico β (P-TCP) appartengono alla famiglia delle ceramiche di fosfato di calcio.

Fosfato tricalcico (TCP)

Il fosfato tricalcico è una forma porosa di fosfato di calcio. La forma più comunemente usata è il fosfato tricalcico β, poiché la forma α è meno stabile del TCP β. Il β TCP ha una struttura romboedrica, ha un'alta osteoconduttività con un rapporto calcio/fosfato di 1,5, è mineralogicamente B- whitlockite. Non è stabile come l'HA e viene riassorbito ad un ritmo più veloce e successivamente sostituito dal tessuto ospite. In primo luogo, serve come impalcatura per la formazione dell'osso, e poi permette la successiva sostituzione con l'osso. Il fosfato tricalcico come sostituto osseo ha guadagnato l'accettazione clinica, ma i risultati non sono sempre prevedibili. Le particelle di fosfato tricalcico vengono generalmente incapsulate dal tessuto connettivo fibroso e non stimolano la crescita ossea.

Idrossiapatite: Ca4(PO4)6(OH)2

L'idrossiapatite è il componente minerale primario dell'osso ed è il meno solubile dei sali di fosfato di calcio presenti in natura. È quindi altamente resistente al riassorbimento fisiologico e ha una buona proprietà di mantenimento dello spazio. Gli alloplasti HA hanno una stechiometria simile a quella del minerale osseo. Sono fabbricati per reazione di scambio idrotermale, sono sinterizzati a 1100-1300 gradi Celsius, dove lo scheletro di carbonato di calcio viene convertito in fosfato di calcio, mentre la struttura ossea trabecolare del corallo rimane invariata. Il rapporto calcio/fosfato di 1,67 è simile a quello che si trova nel materiale osseo.

La riassorbibilità dell'idrossiapatite è determinata dalla temperatura alla quale viene lavorata. La riassorbibilità è desiderabile se l'innesto deve essere sostituito dall'osso ospite. La sua resistenza alla compressione è aumentata dalla crescita dell'osso, ma è solo paragonabile a quella dell'osso spugnoso. Sono osteofili e osteoconduttivi piuttosto che osteogenici o osteoinduttivi. Funge da traliccio per la crescita e la successiva deposizione di nuovo osso.

Ci sono tre forme disponibili di idrossiapatite:

1. Particolare solido, forma non riassorbibile (HA denso).

2. Forma porosa non riassorbibile derivata dall'esoscheletro del corallo.

3. Idrossiapatite non ceramica porosa riassorbibile.

Particolare solido, forma non riassorbibile (idrossiapatite densa)

Gli innesti di idrossiapatite densa sono preparati ad alta temperatura (per sinterizzazione). Sono non riassorbibili, non porosi, densi e hanno una dimensione dei cristalli maggiore. Sono osteofili, osteoconduttivi e agiscono principalmente come riempitivi biocompatibili inerti. Istologicamente, non si ottiene un nuovo attaccamento. Producono un riempimento del difetto simile a quello di altri innesti di sostituzione ossea e il miglioramento clinico è più stabile che con il solo debridement.

Idrossiapatite porosa

L'idrossiapatite porosa (es. Interpore 200, Irvine, CA) è ottenuta dalla conversione idrotermale dell'esoscheletro di carbonato di calcio del corallo naturale del genere Porites in idrossiapatite di fosfato di calcio. Ha una dimensione dei pori da 190 a 200 pm, che permette la crescita dell'osso nei pori e infine all'interno del difetto.

Idrossiapatite riassorbibile

Questa idrossiapatite sintetica è un materiale riassorbibile e particolato lavorato a bassa temperatura (es. OsteoGen, Impladent, Holliswood, NY; OsteoGraf LD, CeraMed Dental, LLC, Lakewood, CO). Questa forma riassorbibile è un precipitato non sinterizzato (non ceramico) con particelle che misurano da 300 a 400 μm. L'idrossiapatite non sinterizzata si riassorbe lentamente agendo come una riserva minerale che induce la formazione di osso attraverso meccanismi osteoconduttivi. Il suo lento tasso di riassorbimento ha il vantaggio di permettergli di agire come riserva minerale agendo allo stesso tempo come un'impalcatura per la sostituzione dell'osso.

Le combinazioni delle due forme primarie di fosfato di calcio sono state studiate per sfruttare il rapido riassorbimento del fosfato β-tricalcico e l'impalcatura inerte dell'idrossiapatite densa.

Materiali alloplastici bifasici

I composti bifasici di idrossiapatite e fosfato tricalcico sono stati sviluppati per combinare le caratteristiche di mantenimento dello spazio e di bioresorbimento, permettendo la crescita dell'osso. La quantità di HA è superiore al TCP, migliorando la formazione ossea. Studi preclinici che utilizzano diversi modelli sperimentali hanno fornito prove istologiche che l'idrossiapatite/fosfato tricalcico particolato o modellabile che si indurisce in situ mostra proprietà di osteoconduttività e di riassorbimento simili a quelle del minerale osseo deproteinizzato di derivazione bovina.

VETRI

Ci sono due forme di vetro bioattivo attualmente disponibili. PerioGlas® e BiogranTM. I vetri bioattivi sono composti da CaO, Na2O, SiO2, P2O5 e si legano all'osso attraverso lo sviluppo di uno strato superficiale di idrossiapatite carbonata. Quando sono esposti ai fluidi tissutali, i vetri bioattivi sono coperti da un doppio strato composto da gel di silice e da uno strato ricco di calcio-fosforo (apatite). Lo strato ricco di fosfato di calcio promuove l'adsorbimento e la concentrazione delle proteine, che viene utilizzato dagli osteoblasti per formare una matrice extracellulare mineralizzata e l'osteogenesi, permettendo una rapida formazione dell'osso. [80]

PerioGlas

PerioGlas® ha una dimensione delle particelle che va da 90 a 710 μm, il che facilita la maneggevolezza e il confezionamento nei difetti ossei. Rispetto al fosfato tricalcico, all'idrossiapatite e ai controlli non impiantati, Fetner et al. hanno dimostrato che PerioGlas® produce una riparazione ossea significativamente maggiore. È osteoconduttivo e ha anche proprietà emostatiche. Può anche agire come una barriera che ritarda la ricrescita epiteliale. [81]

BiogranTM

BiogranTM ha una gamma più stretta di dimensioni delle particelle - da 300 a 355 μm che favorisce la formazione di camere di crescita cave di fosfato di calcio. Le cellule fagocitanti possono penetrare lo strato esterno di gel di silice di BiogranTM attraverso piccole crepe nello strato di fosforo di calcio e riassorbire parzialmente il gel. Questo riassorbimento porta alla formazione di sacche protettive dove le cellule osteoprogenitrici possono aderire, differenziarsi e proliferare. BiogranTM ha una dimensione più uniforme rispetto a PerioGlas® e questo ha un vantaggio clinico rispetto a PerioGlas®, che ha dimensioni di particelle multiple.

VANTAGGI DI ALLOPLAST

- Disponibilità illimitata
- Durata illimitata
- Nessun trasferimento di agenti patogeni
- Nessuna reazione immunitaria

SVANTAGGI

- Nessuna osteogenesi
- Nessun tasso di assorbimento e trasformazione definibile.

POLIMERI: POLIMERO HTR

Sono compositi non riassorbibili, microporosi, biocompatibili di polimetilmetacrilato, poli-idrossi-letilmetacrilato e idrossido di calcio. L'acronimo HTRTM sta per hard tissue replacement Istologicamente, è stata trovata una nuova crescita ossea depositata sulle particelle HTRTM. La sua idrofilia migliora la coagulazione e la carica superficiale negativa delle particelle permette l'adesione all'osso. Serve da impalcatura per la formazione dell'osso quando è a stretto contatto con l'osso alveolare. Il riempimento e la risoluzione dei difetti clinici possono essere raggiunti supportando il suo uso come sostituto osseo alloplastico biocompatibile nel trattamento dei difetti intraossei e della forcazione. [82]

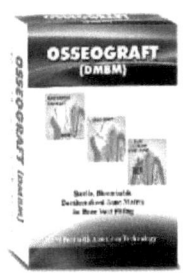
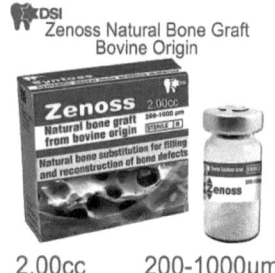

Zenoss Natural Bone Graft
Bovine Origin

2.00cc   200-1000µm

Pure Bioactive Coral Bone Graft
particle size 300-450 microns

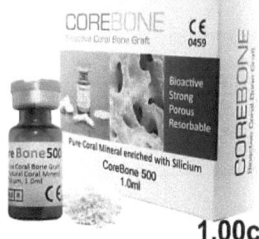
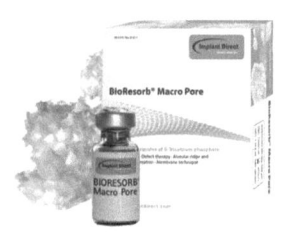

1.00cc

APPLICAZIONI DI GBR

Negli ultimi 10 anni, la tecnica GBR è diventata lo standard di cura per la rigenerazione dei difetti ossei localizzati. La tecnica GBR è stata ampiamente utilizzata nelle procedure di aumento della cresta (conservazione dell'alveolo, aumento orizzontale e verticale) e nella gestione dei difetti peri-implantari.

AUMENTO DELLA CRESTA:

Il riassorbimento dell'osso alveolare è un problema clinico comune che può essere un processo fisiologico o patologico. La perdita avanzata di osso alveolare (>7 mm) può risultare in una protesi dentaria esteticamente e funzionalmente compromessa (cioè protesi parziale rimovibile o fissa) e spesso compromette il raggiungimento di una stabilità implantare ottimale e il posizionamento degli impianti in una posizione protesicamente guidata. Pertanto, l'aumento dell'osso è spesso necessario.

L'aumento di cresta è una procedura chirurgica fatta in una cresta alveolare con carenza volumetrica per migliorare la forma e la dimensione della cresta in preparazione per ricevere e mantenere una protesi dentaria. Può essere localizzato, come nella conservazione dell'alveolo (innesto dell'alveolo) o può coinvolgere l'intera cresta.

Conservazione dell'incavo: (Innesto di zoccolo)

Quando un dente viene rimosso, lascia dietro di sé un alveolo vuoto. A volte le pareti dell'alveolo sono sottili e si rompono durante l'estrazione del dente, o una o più delle pareti mancano anche prima della procedura. In un tale scenario, l'alveolo non guarisce alla sua precedente altezza e larghezza perché non ha pareti ossee intatte per guidare la rigenerazione dell'osso. Quindi, l'innesto dell'alveolo viene eseguito dopo l'estrazione del dente per aiutare a ricreare il contorno naturale della mascella.

Le indicazioni specifiche per la conservazione dell'alveolo sono le seguenti:

(1) Siti in cui il piatto labiale ha uno spessore inferiore a 1,5-2 mm (praticamente sempre nella zona anteriore ed estetica) e siti in cui c'è stato un danno o una perdita di una o più pareti dell'alveolo. Questi siti possono perdere una quantità clinicamente significativa del piatto labiale/buccale al momento della guarigione ed è più probabile che rappresentino una sfida per l'estetica e il successo della terapia implantare.

(2) Siti in cui il mantenimento del volume osseo è cruciale per minimizzare il rischio di coinvolgere strutture anatomiche come la mascella posteriore o la mandibola, dove il seno mascellare o il nervo alveolare inferiore possono presentare una complicazione se si perde ulteriore osso.

(3) Un paziente con elevate esigenze estetiche come una linea delle labbra alta o un biotipo sottile, che è incline a una maggiore recessione.

(4) Nei pazienti in cui devono essere estratti più denti e la conservazione dell'osso è importante per la riabilitazione protesica.

(5) Per ragioni estetiche nei siti pontic in prostodonzia fissa convenzionale.

A seconda del numero di pareti ossee che rimangono dopo la rimozione del dente, Misch e Dietsh (1993) hanno suggerito diversi materiali e tecniche di innesto, che sono i seguenti.

1. Un alveolo a parete ossea spessa farà crescere l'osso con quasi tutti i materiali da innesto riassorbibili.

2. Quando una parete di osso è inferiore a 1,5 mm o se manca una placca labiale (difetto di quattro pareti ossee), un autotrapianto o un allotrapianto di osso liofilizzato (FDB), o un alloplasto con membrana barriera ha aumentato la prevedibilità del ripristino del contorno osseo originale.

3. Un difetto a due o tre pareti ossee richiede un materiale da innesto riassorbibile e, almeno, dell'osso autogeno con una membrana barriera.

4. Un innesto a blocco di osso corticale autogeno fissato nell'osso ospite è suggerito per un difetto della parete ossea. [83]

RIALZO DEL SENO MASCELLARE

L'elevazione del seno mascellare è una tecnica raccomandata per le aree edentule della regione posteriore mascellare che mancano di osso adeguato. In questa regione, il posizionamento di impianti dentali è necessario per ottenere un trattamento protesico di successo. Le diverse situazioni anatomiche e la diversa topografia del seno rispetto alla cresta mascellare danno luogo alla definizione di una classificazione rispetto alla pneumatizzazione e all'atrofia o al riassorbimento dell'area mascellare subantrale.

Si identificano quattro gradi: Grado I. L'altezza del segmento mascellare subantrale è di 10 mm o più, permettendo così il posizionamento dell'impianto senza dover elevare il pavimento del seno. Grado II. L'altezza del segmento mascellare subantrale è inferiore a 10 mm e superiore a 8 mm; questi casi possono essere trattati con osteotomi. Grado III. L'altezza del segmento subantrale è compresa tra 4 e 8 mm. In questo caso è necessario aumentare il volume verticale dell'osso. Questo si ottiene elevando chirurgicamente il pavimento del seno mascellare attraverso il posizionamento di un innesto sub-antrale e di impianti. Grado IV. L'altezza del segmento sub-antrale è inferiore a 4 mm. Con queste dimensioni, ottenere una stabilità primaria dell'impianto accettabile è molto rischioso. Pertanto, è stata progettata una tecnica chirurgica in due fasi: la prima prevede l'elevazione del seno mascellare e la seconda il posizionamento dell'impianto. Le controindicazioni a questa procedura sono: dimensioni trasversali inadeguate del seno, localizzazione dell'ostio nel sito chirurgico, spazio interocclusale eccessivo o inadeguato, malattia del seno, così come tutte le controindicazioni generali al posizionamento degli impianti dentali.

Il plasma ricco di piastrine (PRP) è un concentrato autologo di piastrine umane (sopra la norma). È considerato una fonte ricca di fattori di crescita. È stato introdotto nel 1998 da Marx et al. [84] Combinato con un innesto osseo autologo, è stato utilizzato per ricostruire difetti mandibolari. La loro ricerca ha dimostrato che l'aggiunta di PRP agli innesti ossei accelerava il tasso di maturazione dell'osso e aumentava radiograficamente la densità ossea rispetto all'innesto osseo da solo. Da allora, è stato utilizzato in diverse procedure cliniche come, tra l'altro, il rialzo del pavimento del seno, l'aumento della cresta, il trattamento dei difetti parodontali, la conservazione dell'alveolo. La GBR e la tecnica di rialzo del seno mascellare possono anche essere combinate nei casi di perdita ossea molto grave nella regione. Un piano di trattamento adeguato, l'osservanza passo dopo passo del protocollo chirurgico in una o due fasi, la scelta appropriata dell'innesto sub-antrale, nonché la medicazione adeguata e la cura pre e postoperatoria sono alcuni dei fattori essenziali per il raggiungimento di risultati di successo a breve e lungo termine di questa procedura. Esiste un'ampia varietà di materiali utilizzati per gli innesti ossei sub-antrali. Ad oggi, l'opzione migliore è ancora l'osso autologo, poiché non solo fornisce cellule osteoblastiche, ma conferisce anche osteoinduzione e osteoconduzione, offrendo matrici organiche e inorganiche e cellule ossee vitali, senza incorrere in rischi di antigenicità. Tuttavia, ottenere innesti autologhi da siti di donazione extraorali comporta tempi di recupero più lunghi, la necessità di anestesia generale e l'ospedalizzazione del paziente, oltre a costi di trattamento più elevati. I rapporti indicano che i siti intraorali danno risultati adeguati, tuttavia, le limitazioni nella disponibilità di siti donatori costituiscono uno svantaggio, così come l'aumento del tempo della procedura, la morbilità di un altro sito chirurgico e l'aumento del disagio del paziente. Per quanto riguarda le caratteristiche intrinseche dell'impianto, è stato ben stabilito che vi è un maggiore tasso di sopravvivenza quando gli impianti posizionati all'interno del seno mascellare provengono da una superficie trattata. [85]

AUMENTO DELLA CRESTA ORIZZONTALE

L'aumento della cresta orizzontale o laterale è definito come qualsiasi procedura di aumento osseo della cresta alveolare nella dimensione orizzontale. Un sottogruppo dell'aumento orizzontale è l'aumento del contorno, in cui l'aumento viene eseguito simultaneamente al posizionamento dell'impianto nella zona estetica per garantire un'estetica e una funzione favorevoli a lungo termine.

La situazione clinica di una cresta alveolare con un'altezza più o meno intatta ma una cresta sottile bordata di coltello è una situazione impegnativa per l'aumento orizzontale, in particolare a causa della geometria del sito, che spesso ha solo una configurazione a una parete. Una cresta alveolare così stretta può essere aumentata orizzontalmente con un blocco o un innesto particellare. In questi casi, la fissazione scheletrica rigida è un fattore chiave e un innesto a blocco può essere stabilizzato in modo sicuro con una o più viti di fissaggio. Tuttavia, un materiale da innesto particolato, indipendentemente dalla sua origine, non può essere fissato in modo sicuro al sito ricevente e quindi potrebbe essere più suscettibile alla micromozione iniziale (è stato dimostrato che la micromozione inibisce la crescita dell'osso) rispetto a un innesto a blocco stabilizzato con viti di fissaggio. Quindi, gli innesti a blocco sono preferiti agli innesti particellari nell'aumento dell'osso orizzontale. L'aumento dell'innesto a blocco autogeno è in grado di aumentare il volume dell'osso e di migliorarne la qualità. Infine, si ottiene una maggiore densità ossea quando si usa osso sinfisario o osso della piattaforma buccale del ramo, e l'osso crestale con maggiore densità può sopportare il carico in un modo biomeccanico più favorevole. Nel corso dei decenni, per l'applicazione della GBR, le membrane in politetrafluoroetilene espanso (ePTFE) bioinerte e non riassorbibile sono state utilizzate prevalentemente per l'aumento della cresta orizzontale in combinazione con innesti ossei autogeni in blocco. Questa tecnica chirurgica ha offerto risultati di successo con elevata prevedibilità. L'aumento localizzato della cresta orizzontale per mezzo di innesti a blocco raccolti intraoralmente può essere normalmente eseguito in anestesia locale su base ambulatoriale.

AUMENTO VERTICALE DELLA CRESTA

L'indicazione principale per l'aumento verticale della cresta mediante GBR è la mancanza di un'adeguata altezza ossea verticale per il posizionamento degli impianti. I pazienti che hanno un'estetica compromessa a causa della perdita dei denti naturali nella mascella anteriore sono anche candidati adatti per l'aumento verticale.

La cresta riassorbita può essere aumentata verticalmente con un innesto in blocco o in particelle. Quando si usa un innesto a blocco, la procedura è simile a quella usata per l'aumento orizzontale dell'osso. Quando si usa un innesto di osso particolato, si utilizza la seguente procedura.

I lembi buccali e palatali/linguali a tutto spessore vengono sollevati per esporre la cresta atrofica. Tutti i resti di tessuto molle vengono scartati e si fa attenzione a non danneggiare l'arteria palatina o il nervo mentale in mascelle e mandibole gravemente riassorbite. Si effettuano perforazioni corticali per esporre gli spazi midollari e promuovere il processo di sanguinamento.

L'osso autogeno viene raccolto in prossimità del sito di incremento con raschietti ossei, quando possibile, o con frese trephine. Il prelievo dell'osso viene effettuato delicatamente sotto un'abbondante irrigazione. Un innesto composito costituito da osso autogeno mescolato con DBBM in un rapporto 1:1 è di solito il materiale di scelta. Si fa attenzione a non superare il livello osseo esistente del dente o dei denti adiacenti. L'altezza esatta viene misurata per mezzo di due sonde parodontali perpendicolari poste dal picco osseo mesiodistalmente e dalla cresta ossea apicocoronalmente.

Una o più viti a tenda vengono posizionate sulla cresta atrofizzata, a seconda dell'estensione e della gravità dell'atrofia per predeterminare l'altezza e lo spessore dell'osso rigenerato. Le viti sono posizionate per trattenere l'innesto e prevenire il collasso della membrana, quindi la loro direzione di inserimento è verticale, orizzontale o entrambe, a seconda dell'anatomia del difetto.

La membrana barriera in e-PTFE viene poi modellata e rifilata per adattarsi perfettamente all'area del difetto. Le strutture in titanio della membrana vengono piegate con delle pinze per ottenere la corretta morfologia della cresta. La membrana viene poi fissata lingualmente o palatalmente per mezzo di due viti di fissaggio (una in posizione mesiale e una in posizione distale). L'innesto composito viene poi delicatamente adattato e compattato nell'area di interesse intorno alle viti di fissaggio, e la membrana viene chiusa buccalmente con altre due viti di fissazione (sempre posizionate mesialmente e distalmente). La stabilità della membrana è obbligatoria, e viene assicurata fissando la membrana con una tensione adeguata. La tensione dei lembi buccali e palatali/linguali viene rilasciata da una delicata incisione periostale e si ottiene la chiusura primaria della ferita.

La GBR per l'aumento verticale della cresta richiede un'eccellente gestione dei tessuti molli perché la complicazione maggiore e più frequente è l'esposizione prematura della membrana con conseguente contaminazione batterica. Questa complicazione è generalmente il risultato di incisioni di rilascio periostale insufficienti e di una tensione eccessiva delle suture alla chiusura. Per ottenere una chiusura ottimale dei tessuti molli si utilizzano suture orizzontali a materassaio e suture interrotte. Il sito chirurgico viene lasciato guarire per 6-9 mesi. [86,87]

AUMENTO DELLA CRESTA ORIZZONTALE E VERTICALE

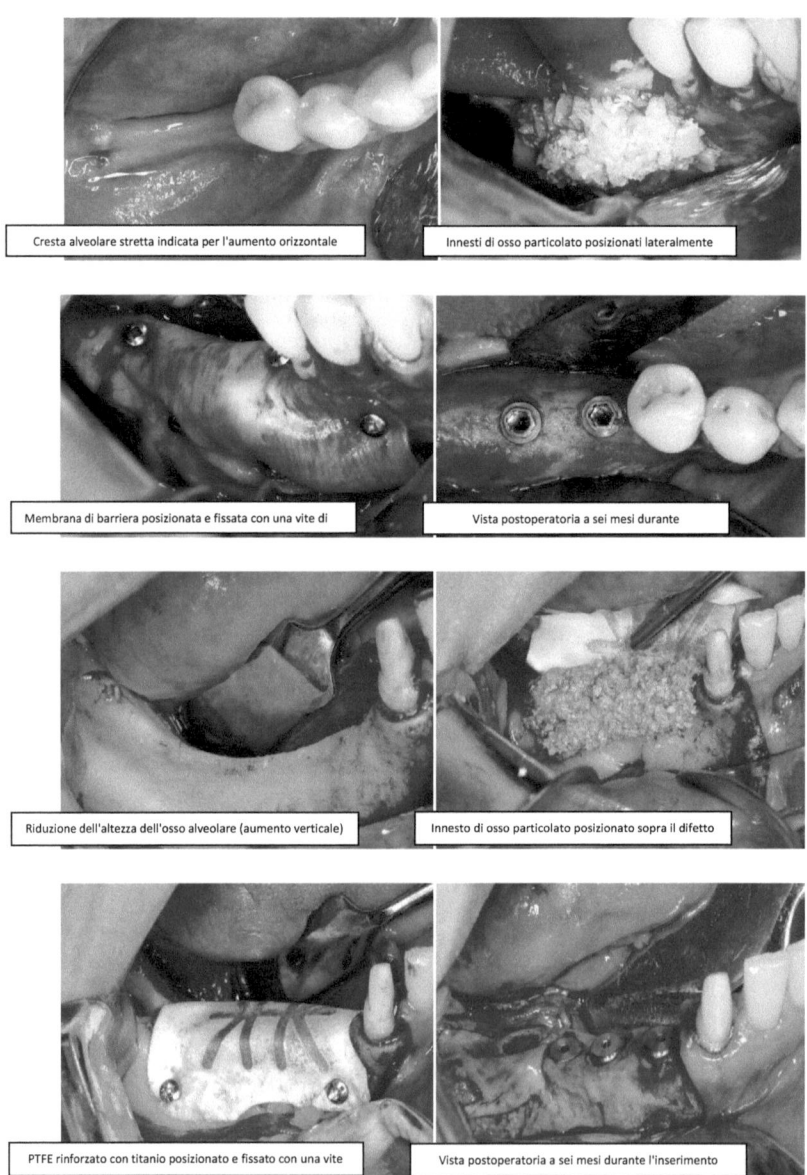

Cresta alveolare stretta indicata per l'aumento orizzontale

Innesti di osso particolato posizionati lateralmente

Membrana di barriera posizionata e fissata con una vite di

Vista postoperatoria a sei mesi durante

Riduzione dell'altezza dell'osso alveolare (aumento verticale)

Innesto di osso particolato posizionato sopra il difetto

PTFE rinforzato con titanio posizionato e fissato con una vite

Vista postoperatoria a sei mesi durante l'inserimento

Un percorso decisionale semplificato basato sull'evidenza per l'innesto di cresta è tabulato di seguito.

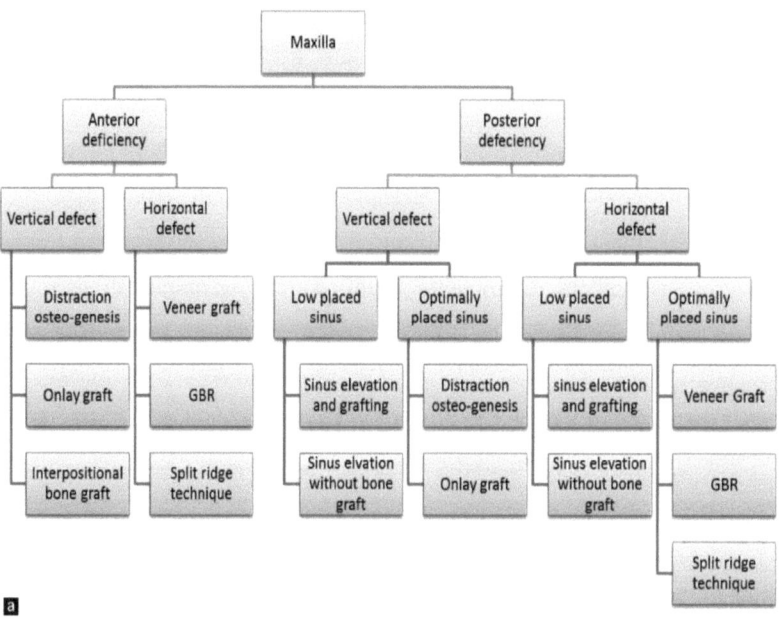

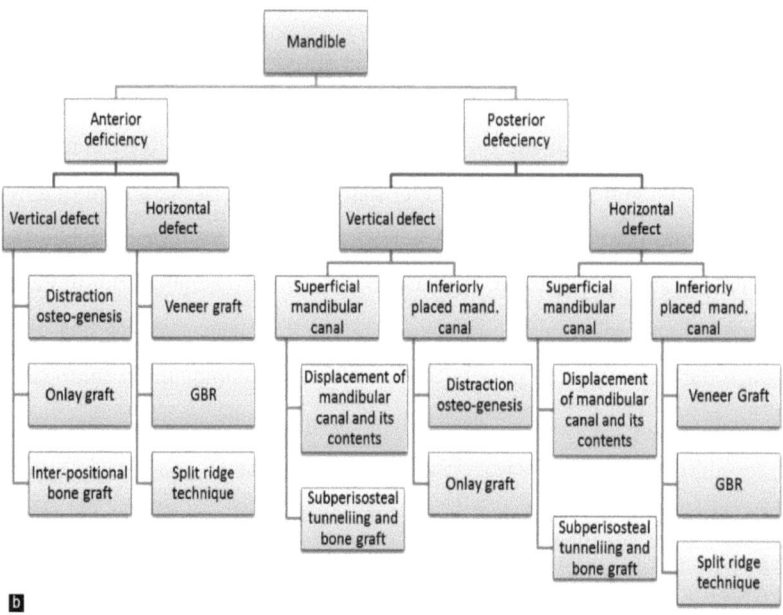

Secondo la legge di Frost, l'osso si riassorbe se non viene stimolato funzionalmente. D'altra parte, se il carico supera un livello critico, possono verificarsi danni all'osso che sostiene l'impianto, il che indica che l'osso generato dalla rigenerazione ossea guidata reagisce al posizionamento dell'impianto e al carico funzionale come l'osso naturale della mascella. La topografia più prevedibile per la GBR è per (1) un sito edentulo inadeguato in larghezza da 0,5 a 3,5 mm, o un volume osseo di Divisione B; (2) un alveolo di estrazione a cui manca una parete di osso; (3) un inserimento di impianto a cui manca una parete di osso, o una riparazione di impianto allo stadio II scoperto, a cui manca una parete di osso. [88]

GBR NEL POSIZIONAMENTO DEGLI IMPIANTI:

A seconda della quantità e della qualità dell'osso esistente e della preferenza del clinico, il posizionamento dell'impianto dopo l'estrazione del dente può essere immediato, ritardato o graduale. Per definizione, il posizionamento immediato dell'impianto avviene al momento dell'estrazione. Il posizionamento ritardato dell'impianto viene eseguito circa 2 mesi dopo l'estrazione per consentire la guarigione dei tessuti molli. Il posizionamento graduale dell'impianto consente una sostanziale rigenerazione e guarigione dell'osso all'interno del sito di estrazione, che spesso richiede da 4 a 6 mesi. Il posizionamento dell'impianto nei siti post-estrattivi comporta nella maggior parte dei casi una procedura di aumento osseo localizzato per rigenerare l'osso nel difetto osseo peri-implantare che rimane dopo l'inserimento dell'impianto. L'obiettivo è la ricostituzione di un volume osseo sufficiente nel sito dell'impianto per garantire che l'impianto fornisca una funzione ed estetica duratura. Quando possibile, l'inserimento dell'impianto è combinato con una procedura GBR simultanea per evitare un approccio graduale, che comporta due procedure a lembo aperto. L'approccio simultaneo soddisfa gli obiettivi secondari di trattare i pazienti con il minor numero possibile di procedure chirurgiche e di ridurre la morbilità. Questo approccio richiede anche l'uso di una membrana di collagene riassorbibile per eliminare la necessità di un ulteriore intervento chirurgico per la rimozione della membrana.

Il posizionamento dell'impianto con GBR simultanea ha tre prerequisiti:

(1) La capacità di ottenere l'inserimento dell'impianto in una posizione tridimensionale corretta,

(2) La capacità di ottenere l'inserimento dell'impianto con una buona stabilità primaria, e

(3) L'esistenza di una morfologia del difetto favorevole con almeno due pareti ossee per permettere una rigenerazione ossea prevedibile del difetto.

L'ultimo aspetto è più critico quando si decide il momento del posizionamento dell'impianto perché un periodo di guarigione prolungato di 6 mesi o più dopo l'estrazione può portare a una riduzione significativa della larghezza della cresta e quindi compromettere la prevedibilità delle procedure GBR. [83]

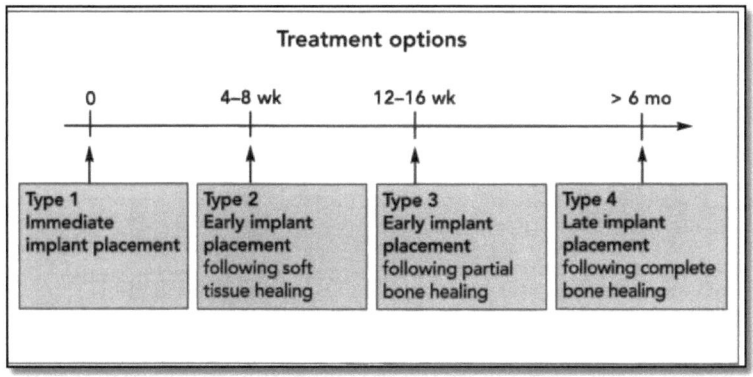

GESTIONE DELLA PERIIMPLANTITE

La peri-implantite con perdita di struttura ossea su una superficie implantare richiede una tecnica chirurgica basata sull'analisi del difetto e sulle aspettative cliniche. Idealmente, la sovrastruttura protesica dell'impianto dovrebbe essere rimossa per ottenere l'accesso chirurgico. Si dovrebbe inserire una vite di copertura per proteggere la superficie interna dell'impianto. L'obiettivo dello sbrigliamento del difetto è quello di rimuovere completamente il tessuto granulomatoso e le etichette di tessuto intorno alla superficie dell'impianto dopo la riflessione del lembo.

Soluzioni terapeutiche per la perdita ossea:

La morfologia tridimensionale di un difetto è meglio visualizzata al momento della chirurgia e l'architettura ossea residua detterà la scelta del materiale rigenerativo adeguato. La perdita ossea orizzontale dell'impianto è una riduzione complessiva dell'altezza della cresta alveolare ad angolo retto rispetto alla superficie dell'impianto e un approccio chirurgico resettivo (ostectomia e/o osteoplastica) è indicato per la sua gestione quando necessario. Un difetto osseo verticale si riferisce alla perdita di osso apicale alla cresta alveolare con un approfondimento del solco peri-implantare che è confermato dall'imaging radiografico. Il difetto osseo verticale può presentarsi con due morfologie diverse: un difetto infraosseo contenuto (difetto a imbuto a tre pareti) o un difetto non contenuto a una o due pareti. Un approccio rigenerativo è altamente raccomandato per questi difetti. L'innesto osseo autogeno intraorale, gli allotrapianti mineralizzati e o gli xenotrapianti + membrana riassorbibile sono utilizzati nella GBR di questi difetti. Un difetto contenuto più grave può essere trattato con un innesto, una membrana riassorbibile ed eventualmente un innesto di tessuto connettivo. Il lembo viene posizionato coronalmente per coprire completamente l'innesto e la membrana barriera e fissato con una sutura orizzontale interna a materassaio (a U).

Perdita ossea verticale combinata

La perdita ossea verticale combinata si riferisce a una perdita ossea orizzontale più grave in combinazione con una componente infraossea che richiede il trattamento di entrambe le componenti orizzontale e verticale. Tale situazione clinica deve essere gestita attraverso un ambiente sommerso, che richiede la rimozione della protesi supportata da impianti, per non consentire alcuna attività funzionale sugli impianti per un periodo di guarigione di 9 mesi. Un approccio

GBR che utilizza una membrana non riassorbibile con un innesto osseo autogeno intraorale è fortemente raccomandato. Si dovrebbe ottenere una chiusura primaria e prevedibile dei tessuti molli nel sito chirurgico per un periodo prolungato e non movimentato di 9 mesi. [91]

Fenestrazioni: Le fenestrazioni implantari sono le condizioni cliniche che si verificano quando la superficie centrale o apicale (buccale o linguale) dell'impianto è esposta. È una conseguenza tipica del posizionamento dell'impianto corrispondente a una concavità delle creste alveolari nella porzione più apicale, o a difetti residui dopo l'estrazione di granulomi o cisti o nei casi in cui, per motivi protesici, la posizione dell'impianto segue un angolo diverso da quello della cresta. In questi difetti solo una piccola porzione di impianto (< 2 mm) si mostra nella placca vestibolare/linguale. La componente di fenestrazione corono-apicale può essere lunga quasi l'impianto (tranne la parte più coronale, che deve essere intatta). L'estensione della rigenerazione è assolutamente limitata e viene eseguita contestualmente al posizionamento dell'impianto. L'uso della GBR per la gestione delle fenestrazioni è stato proposto da diversi autori. È stato suggerito l'uso di membrane in e-PTFE, ma più recentemente, per i motivi sopra esposti, è stato completamente sostituito da membrane riassorbibili sagomate.

Deiscenze: Le deiscenze implantari sono condizioni cliniche che si verificano quando una parte dell'impianto (compresa la porzione coronale) rimane esposta dalla cresta ossea. Si osservano frequentemente nei casi di creste alveolari piccole, o nel caso di impianti post-estrattivi senza osso corticale buccale o linguale. La deiscenza può essere semplice, quando interessa una piccola porzione degli impianti (vestibolare o palatale), o, come la classificazione dei difetti ossei parodontali, a 1, 2, 3 o 4 pareti deiscenza.

Deiscenza semplice: La maggior parte dell'impianto è inserita nella cresta ossea. Mentre l'estensione nell'asse apico-coronale può anche corrispondere all'intera lunghezza dell'impianto, la dimensione della deiscenza nell'asse bucco-palatale è limitata a < 2 mm. Se non trattata porta ad una riduzione dell'integrazione dell'impianto e favorisce l'infiammazione dei tessuti molli peri-implantari. Il piano di trattamento consiste nell'uso di una membrana riassorbibile in associazione con alcune schegge di osso autogeno o sostituto osseo.

1 deiscenza della parete: si verifica quando più della metà del diametro dell'impianto (> 2 mm) è esposto lungo l'asse bucco-palatale. Indipendentemente dall'estensione della componente apicale-coronale, queste condizioni cliniche possono essere efficacemente definite come veri difetti orizzontali. L'impianto è stabilizzato nella parte più apicale della cresta, ma la quantità di osso da rigenerare orizzontalmente è notevole. Il piano di trattamento passa attraverso un'attenta analisi delle caratteristiche del difetto. Si tratta di un difetto a 1 parete, quindi è ridotta la superficie ossea da cui possono proliferare le cellule osteogeniche. Non è un difetto contenitivo, quindi richiede l'uso di una membrana per mantenere uno spazio per le cellule osteoprogenitrici. La membrana Ti-PTFE associata a un innesto osseo è l'opzione di scelta, necessaria in questi casi per agire come scaffold per l'osteoconduzione e come fonte di sostanze osteogeniche e osteoinduttive per la formazione di osso lamellare.

Deiscenza a 2, 3 o 4 pareti: sono raggruppati nella stessa condizione clinica in cui almeno due pareti sono presenti sull'impianto esposto. Questi difetti sono di solito contenitivi e sostengono bene l'innesto osseo con la membrana. I dati della letteratura confermano ampiamente l'uso della GBR con una membrana riassorbibile per la gestione di tali difetti. La scelta nel piano di trattamento si orienta quindi verso l'uso clinico di una membrana riassorbibile in combinazione con un innesto osseo particolato. [92]

FATTORI CHE INFLUENZANO IL SUCCESSO DELLA RIGENERAZIONE

Un certo numero di fattori sono stati implicati o dimostrati per influenzare negativamente la terapia di rigenerazione parodontale. Questi includono la contaminazione batterica, il fumo, il diabete, la morfologia del difetto e l'anatomia del dente, l'esposizione della membrana, lo spessore gengivale e il mantenimento dello spazio.

1. **Contaminazione batterica**:

È ben stabilito che il controllo della placca è un fattore determinante per il successo o il fallimento di vari risultati della terapia parodontale. I siti di rigenerazione ossea guidata durante la fase di guarigione attiva avevano maggiori probabilità di essere colonizzati da batteri parodontali rispetto ai siti trattati senza membrane.

Il fatto che la maggior parte dei fallimenti della GBR si verifichino in pazienti con grave malattia parodontale è probabilmente dovuto a patogeni parodontali che colonizzano le membrane delle lesioni parodontali, che possono indurre una reazione infiammatoria e impedire la guarigione. Gli effetti dannosi di tali batteri nella GBR possono essere il risultato di fattori di virulenza. *P.gingivalis* elabora collagenasi e altri enzimi proteolitici. *A.actinomycetemcomitans* ha un inibitore dei fibroblasti e altre tossine che possono indurre danni ai tessuti. Nei siti clinici con membrane barriera sommerse, i patogeni parodontali non sono presenti, mentre alte proporzioni di *P.gingivalis*, *A.actinomycetemcomitans* e *micros Peptostreptococcus* sono state trovate in membrane esposte accoppiate ad una minima rigenerazione ossea. Quindi la membrana esposta è associata a un alto rischio di contaminazione batterica e ha un'influenza negativa sulla terapia parodontale. L'uso raccomandato del trattamento antimicrobico mira a sopprimere i patogeni parodontali prima del posizionamento della membrana e a mantenere un ambiente sano durante il periodo di guarigione. [93]

2. Fumo:

Il fumo riduce la vascolarizzazione e ha un'influenza negativa sulla microcircolazione del tessuto, portando alla necrosi del lembo e alla deiscenza, con esposizione dell'innesto osseo. La nicotina induce modifiche nei costituenti del plasma e compromette la funzionalità dei neutrofili. Il fumo promuove lo sviluppo batterico di organismi come *P.gingivalis, P.intermedia* e *A.actinomycetemcomitans*. Il fumo cronico possiede un'alta probabilità di fallimento della terapia rigenerativa. In un'analisi retrospettiva di uno studio longitudinale di procedure GTR in furcazioni di classe II, Rosenberg et al hanno riportato un tasso di fallimento del 42% dopo almeno 4 anni. Di questi fallimenti, tuttavia, l'80% era in pazienti che fumavano almeno 10 sigarette al giorno per 5 anni. Il fumo produce un rischio 4,3 volte maggiore di una risposta sfavorevole. [94]

3. Diabete:

I pazienti diabetici con un controllo del glucosio non ottimale dovrebbero essere a maggior rischio di fallimento con le procedure rigenerative. Ci sono alti rischi di guarigione protratta della ferita e di infezione postoperatoria causati dal deterioramento funzionale dei leucociti, dalla diminuita capacità metabolica del collagene, dalla funzione deteriorata delle cellule dei fibroblasti di riparare i tessuti e dalla scarsa circolazione causata dal disturbo microcircolatorio. Il miglioramento del controllo metabolico è attualmente l'unico approccio pratico per gestire questo fattore di rischio. Attualmente non ci sono dati per quantificare l'influenza del diabete sul successo della rigenerazione. Poiché i pazienti con diabete hanno un alto rischio di infezione, è importante fornire uno stretto controllo della placca e un controllo glicemico nel trattamento parodontale. Schwartz-Arad et al nel 2005 hanno stabilito che la presenza del diabete è un fattore di rischio per il fallimento delle procedure rigenerative, citando tassi di successo inferiori degli innesti a blocco nei pazienti con diabete noto. [95]

4. Morfologia del difetto e anatomia del dente:

Il numero di pareti ossee associate e la profondità complessiva del difetto sono stati a lungo correlati al successo della terapia rigenerativa. In un'analisi retrospettiva di 26 difetti prossimali trattati con chirurgia a lembi e membrane barriera e-PTFE, Selvig et al nel 1990 conclusero che l'estensione del coinvolgimento crestale, la circonferenza, il numero di pareti dentali coinvolte e la forma della parete nel fondo del difetto non influenzavano la risposta di guarigione. Il guadagno di attaccamento e il riempimento osseo erano positivamente correlati alla profondità della componente intraossea a 3 pareti del difetto. [96]

Tonetti MS, Pini-Prato G et al 1996 in una serie di studi incentrati sui fattori che influenzano la guarigione dei difetti intraossei trattati con GTR hanno anche identificato una maggiore profondità totale della componente intraossea del difetto così come una minore larghezza radiografica dell'angolo del difetto come importanti correlati positivi della rigenerazione. La minore quantità di rigenerazione associata a un aumento dell'angolo del difetto radiografico tra la superficie della radice e la parete del difetto può riflettere la perdita di spazio e il disturbo del coagulo causato dal collasso postoperatorio della membrana. Le maggiori distanze richieste per il ripopolamento cellulare della ferita o una maggiore suscettibilità ai fattori ambientali orali possono portare a un riempimento osseo incompleto. I fattori ambientali orali, compresi il trauma meccanico e l'infezione, sono anche proposti come ragioni primarie per il riempimento incompleto della porzione più superficiale del difetto. [97]

5. Esposizione della membrana:

La complicazione postoperatoria più frequente della GBR è l'esposizione della membrana. Una causa dell'esposizione precoce della membrana è la necrosi di un lembo sottile che copre la membrana. Nella GBR, l'apporto di sangue ai lembi dipende dallo spessore del lembo perché l'apporto di sangue dall'osso al lembo è impedito dalla membrana. In una meta-analisi condotta da Machtei et al, hanno riportato un'incidenza complessiva dell'esposizione della membrana del 60% nelle procedure GBR. L'esposizione della membrana durante la guarigione ha un importante effetto negativo sulla GBR intorno agli impianti dentali. L'esposizione precoce della membrana è un problema comune nella GBR durante il posizionamento della fixture, ma non significa il fallimento del trattamento. [98]

Pertanto, l'esposizione della membrana dovuta alla deiscenza postoperatoria dei tessuti molli è svantaggiosa, ma un'accurata igiene orale postoperatoria aiuta a contrastare il problema in quanto riduce la probabilità di infezione.

6. Spessore gengivale:

Lo spessore del lembo che copre la membrana è una considerazione essenziale. Per mantenere l'apporto di sangue ai lembi, per prevenire la necrosi dei lembi e per ottenere risultati favorevoli, è necessario uno spessore gengivale superiore a 1,5 mm. Se la GBR viene eseguita in difetti ossei profondi con gengiva sottile nella regione anteriore mascellare, si verificherà la recessione della papilla interdentale o della gengiva.

7. Manutenzione dello spazio:

Il mantenimento dello spazio è considerato una proprietà desiderabile in un dispositivo barriera, con una correlazione diretta tra il volume osseo rigenerato e il volume potenziale sotto una membrana. L'osso può essere rigenerato all'interno di difetti localizzati della cresta alveolare utilizzando una membrana flessibile in e-PTFE rinforzata con titanio che può essere modellata per conformarsi alla morfologia della cresta desiderata con lo scopo di prevenire il collasso della membrana all'interno del difetto della cresta. Oltre alla rigidità della membrana, altri mezzi per fornire il mantenimento dello spazio includono l'uso di viti a tenda, innesti di particelle ossee, innesti di blocchi ossei corticocancellosi, impianti dentali e l'uso di agenti leganti in combinazione con materiali da innesto ossei. Nei casi in cui queste membrane vengono utilizzate per trattare i difetti della cresta, il materiale da innesto viene inserito nella deformità della cresta per sostenere la membrana di collagene sovrastante, facilitando così il mantenimento dello spazio.[99]

La guarigione postoperatoria dopo le procedure GBR con e-PTFE o materiali non riassorbibili è fisiologicamente diversa dalla guarigione che avviene dopo le tecniche di lembo sostituito. L'apporto di sangue postoperatorio al lembo in una procedura convenzionale con lembo sostituito deriva dalla base del lembo, dall'osso sottostante, dallo spazio del legamento parodontale e dal periostio appena formato. La neovascolarizzazione del lembo gengivale dai vasi all'interno dei tessuti ossei e della superficie osseo-periostale è bloccata dalle membrane GBR. Ciò impedisce l'instaurarsi di anastomosi critiche della microvascolatura collaterale necessarie per la sopravvivenza del lembo gengivale. Gli studi di perfusione del sangue hanno dimostrato che il flusso di sangue ai bordi coronali del lembo mucoso è significativamente diminuito dopo una procedura GBR rispetto al flusso di sangue consentito da una procedura con lembo sostituito. Questa alterata neovascolarizzazione del lembo di guarigione è fondamentale per la maggior parte delle complicazioni postoperatorie della GBR.

Nelle applicazioni parodontali, entro 4 settimane di guarigione, una piccola porzione dell'aspetto coronale della membrana e-PTFE è spesso esposta, e si crea uno spazio laterale alla barriera e-PTFE. Questo spazio o "pseudopocket" può essere il sito di colonizzazione batterica e di formazione di ascessi. Nelle procedure GBR l'esposizione della membrana è comune e introduce variabilità nella risposta di guarigione.

La complicazione più problematica e comune è la deiscenza dei tessuti molli del lembo mucoso. La formazione di ascessi può verificarsi anche in aree di piccole perforazioni. La deiscenza dei tessuti molli di solito si verifica vicino a un sito di incisione crestale o adiacente a una superficie dentale prossimale. La possibilità di deiscenze dei tessuti molli aumenta quando la GBR viene eseguita in combinazione con il posizionamento immediato dell'impianto nelle cavità di estrazione.

Le complicazioni post-chirurgiche associate alle tecniche di rigenerazione ossea guidata (GBR), per l'aumento dell'osso da solo o in associazione con il posizionamento dell'impianto sono:

1. Dolore.

2. Gonfiore.

3. Purulenza o formazione di ascessi - Suppurazione o presenza di un essudato poco chiaro nello spazio esterno alla membrana.

4. Sloughing - La riduzione o recessione postoperatoria dell'altezza del lembo superiore a 4 mm.

5. Tessuto esofitico - Tessuto di granulazione a crescita rapida che cresce oltre la membrana barriera. Può sanguinare spontaneamente.

6. Perforazione del lembo & esposizione della membrana - Un'esposizione della membrana attraverso il lembo mucoso al confine apicale della membrana.

TRATTAMENTO DELLE COMPLICAZIONI

Dolore:

L'approccio attuale per il sollievo dal dolore sia a lungo che a breve termine è quello di fornire al paziente farmaci antidolorifici immediatamente dopo il trattamento, prima che si senta qualsiasi dolore. Gli agenti anestetici ad azione a lungo e medio termine come Ultracaine Forte (1:100.000 epinefrina) possono controllare il dolore fino a 4 ore dopo la procedura. Agenti antinfiammatori come Ibuprofen (400 mg) o Dexketoprofen (25 mg) possono essere presi appena prima dell'intervento. Questi agenti antinfiammatori non steroidei bloccano la formazione di prostaglandine, che a loro volta stimolano il rilascio di sostanze che causano una cascata di dolore. Bloccare la risposta al dolore prima che cominci si traduce in episodi di dolore postoperatorio molto più brevi o addirittura assenti. Poiché il dolore postoperatorio è di solito più forte la notte e il giorno dopo l'intervento, il paziente dovrebbe continuare l'antidolorifico per il secondo e se necessario anche per il terzo giorno.

Gonfiore

Il gonfiore è un normale seguito chirurgico, ma è causa di grande preoccupazione per il paziente. Per questo motivo il paziente deve essere informato che il sito chirurgico o il viso possono gonfiarsi, indipendentemente dalle cure domiciliari. L'applicazione di impacchi freddi leggeri deve essere utilizzata in un protocollo intermittente per 2 giorni. La somministrazione per via endovenosa di steroidi glucocorticoidi, ad esempio prednisolone 250 mg o desametasone 8 mg, può anche essere considerata prima dell'intervento.

L'ematoma può complicare e prolungare la fase post operatoria. L'ematoma può essere identificato dalla palpazione come un'indurimento non scorrevole, che è doloroso alla pressione. Un gonfiore eccessivo può richiedere una profilassi antibiotica se non è già in corso.

Purulenza

La purulenza si verifica solo nei siti che dimostrano l'esposizione del materiale. Tuttavia, in molti siti che dimostrano la purulenza, i tessuti gengivali associati presentano solo una lieve infiammazione gengivale. Poiché solo i siti che dimostrano l'esposizione del materiale mostrano la purulenza, la presenza della purulenza sembra dipendere dallo sviluppo della pseudopocket, o spazio gengivale, laterale al BM. Una volta che questo pseudopocket è presente, la purulenza è legata alla durata del tempo in cui si permette al materiale di rimanere in posizione. Dato che la maggior parte dei siti chirurgici GBR svilupperà l'esposizione del materiale, la prevenzione della purulenza è legata alla tempestiva rimozione del materiale entro 4-6 settimane. Il produttore raccomanda che il materiale venga rimosso entro 4-6 settimane e questa linea guida è coerente con la prevenzione della complicazione della purulenza. Tuttavia, la rimozione del materiale a questo intervallo raccomandato può diminuire il risultato rigenerativo se i tessuti appena rigenerati non sono ancora completamente maturati e non sopravvivono intatti nell'ambiente orale.

Microflora

Gli studi batteriologici dei siti purulenti o ascessi associati alle applicazioni parodontali rivelano che i morfotipi dei sieri purulenti sono prevalentemente cocchi e bastoncini non mobili, che costituiscono il 46,2% e il 49,1% della flora, rispettivamente Spirochete rappresentavano l'1,7% e bastoncini mobili il 2,9%. Le specie più comuni coltivate erano le specie *Streptococcus* e *Actinomyces*. Sono stati trovati anche *Prevotella intermedia* e flora enterica. La metà dei siti purulenti mostra una qualche forma di resistenza antibiotica a penicillina, tetraciclina o metronidazolo. Le aree purulente rispondono a dispositivi di irrigazione domestica con acqua di rubinetto e alla somministrazione di un antibiotico sistemico. In caso di formazione di ascesso, si prescrive amoxicillina con potassio clavulanato, 250 mg, tre volte al giorno per 10 giorni. Se il paziente è allergico alla penicillina, o se i batteri enterici sono coltivati, si prescrive la ciprofloxacina cloridrato 500 mg due volte al giorno per 10 giorni. A causa di questo rischio di superinfezione, l'uso di procedure GTR in pazienti sistemicamente malati o che richiedono una premedicazione antibiotica per procedure dentali di routine deve essere valutato criticamente. La flora associata alle membrane GBR in siti ascessuali o purulenti è simile a quella dei campioni in siti non ascessuali. La flora predominante dei siti purulenti è costituita da specie di *Actinomyces* e *Streptococcus*. Queste sono solitamente associate alla normale salute gengivale o alla gengivite.

Trattamento della purulenza

Irrigare con risciacquo alla clorexidina

- Decidere se la rimozione della membrana è appropriata
- Coltivare il sito se la membrana deve essere lasciata in posizione per più di 3 settimane
- Prescrivere antibiotici sistemici.
- Raccomandare l'irrigazione domiciliare con clorexidina

Tessuto esofitico

La comparsa di tessuto esofitico è rara. Questa reazione si presenta di solito entro le prime 3 settimane di guarigione post-operatoria. Queste aree sono trattate mediante biopsia incisionale.

Sfilacciamento del lembo gengivale ed esposizione della membrana

Nella GBR, i bordi smussati del lembo e le incisioni a distanza aiutano a ridurre l'esposizione della membrana. Rilasciare il lembo dal periostio sottostante permetterà spesso il riposizionamento coronale passivo del lembo gengivale e diminuirà la quantità di tensione applicata al lembo durante la sutura. Rifilando i bordi laterali della membrana al di fuori della porzione di microstruttura aperta si otterrà una configurazione simile a un grembiule. La sutura a fionda attraverso la microstruttura aperta flessibile permetterà il riposizionamento apicale della membrana. Per l'integrazione della membrana nel lembo, il lembo dovrebbe essere mantenuto 3 mm sopra la porzione di microstruttura aperta della membrana. Il trattamento dei siti parodontali esposti comporta un'assistenza di supporto al paziente fino alla rimozione della membrana. I risciacqui alla clorexidina sono stati suggeriti, ma non hanno mai dimostrato di influenzare la rigenerazione quando viene istituita una buona igiene orale meccanica. Se l'essudato associato alla membrana non rimane più chiaro, la membrana dovrebbe essere rimossa. In alternativa, Valentini et al hanno suggerito la sostituzione della membrana se diventa esposta. In una serie limitata di casi, hanno descritto guadagni significativi nei volumi dell'osso alveolare dopo il posizionamento di una seconda membrana.

Perforazione apicale del lembo mucoso

La perforazione del lembo mucoso si verifica nelle aree in cui la sottile mucosa alveolare è posata su contorni ossei netti. La perforazione è legata alla tendenza della membrana GBR a tornare alla sua forma originale dopo il posizionamento chirurgico del materiale. Se il BM, che è piatto nel suo contorno originale, è posto sopra una cresta ossea appuntita, il BM eserciterà una forza sulla mucosa delle piastrelle nel tentativo di tornare alla sua forma originale. Questa forza provocherà spesso la perforazione della mucosa sottile. La perforazione si verifica di solito tra le 2 e le 5 settimane dopo l'intervento. La prevenzione di questa complicazione può essere ottenuta piegando o modellando il BM sotto una delicata forza di trazione in una forma che si adagia passivamente sul difetto osseo e sui contorni netti dell'osso alveolare adiacente. La piegatura involontaria degli angoli apicali del BM provoca spesso la perforazione del lembo mucoso. Le membrane riassorbibili hanno meno probabilità di provocare questa complicazione.

Deiscenza dei tessuti molli ed esposizione della membrana:

L'esposizione della membrana causata da quantità variabili di sloughing del lembo durante la guarigione è stata una complicanza post-chirurgica frequente associata all'uso di membrane non riassorbibili. Sono stati riportati tassi di esposizione fino al 31% con conseguente fallimento della RGE. L'esposizione della membrana permette una comunicazione tra l'ambiente orale e i tessuti di nuova formazione, aumentando il potenziale di infezione e diminuendo la probabilità di rigenerazione.

I clinici spesso rimuovono il BM (da 4 a 8 settimane) se si verifica l'esposizione. Ciò che non è chiaro è se il riempimento osseo compromesso sia il risultato di un'infiammazione secondaria all'invasione batterica o la mancanza di qualche funzione di barriera protettiva come risultato della rimozione precoce della membrana. La deiscenza dei tessuti molli non implica necessariamente il fallimento del trattamento e sono stati dimostrati buoni riempimenti ossei nei siti di deiscenza dei lembi.

La complicazione principale della GBR è la colonizzazione della membrana da parte di patogeni come *Porphyromonas gingivalis, Bacteroides forsythus, Fusobacterium nucleatum* e *Propionibacterium acnes*. Questa colonizzazione può avvenire già 3 minuti dopo la manipolazione intra-orale. Questi patogeni sono particolarmente dannosi per la guarigione dell'osso e costituiscono uno dei principali fattori di complicazioni post-GBR. Una membrana infetta non può rimanere coperta ed è rapidamente esposta.

Cause dell'esposizione prematura della membrana e del fallimento della GBR:

1. Il piano di trattamento: Sono stati riportati diversi casi di esposizione della membrana quando la membrana viene posizionata il giorno stesso dell'estrazione con o senza il posizionamento immediato dell'impianto, nonostante un importante spostamento di tessuto (lembo coronale o laterale). È preferibile ritardare il posizionamento della membrana per almeno 6-8 settimane dopo l'estrazione per evitare il problema dell'insufficienza del tessuto di copertura.

2. Il protocollo chirurgico: L'incisione crestale dovrebbe estendersi su uno o due denti intorno alla zona edentula per evitare suture continue ai bordi

laterali della membrana. La membrana dovrebbe essere situata lontano (almeno 2 mm) dai lati prossimali del dente per ottenere una copertura completa del lembo senza alcuna comunicazione con il mezzo orale.

3. Dimensioni e morfologia del difetto osseo: nei casi di difetti ossei estesi e di membrane grandi, i rischi di esposizione a causa della necrosi dei lembi sovrapposti sono importanti. Infatti, un ridotto apporto di sangue al lembo può portare alla crescita di agenti patogeni e all'infezione postoperatoria.

4. Limitazioni anatomiche: Un vestibolo poco profondo può impedire un buon rimbocco dei bordi della membrana. Allo stesso modo, la forma e la posizione dei seni mascellari o la localizzazione dell'emergenza nervosa possono interferire con l'indicazione della tecnica di posizionamento della membrana.

COMPLICAZIONE DURANTE L'INSERIMENTO DELL'IMPIANTO DOPO L'AUMENTO:

Guarigione incompleta:

Al momento del posizionamento dell'impianto, di solito 4 mesi dopo la procedura di innesto, il processo di rimodellamento è ancora in corso. Anche dopo 7 mesi, si trovano quantità significative di osso non vitale. La rivascolarizzazione dell'innesto è la chiave per la sua nutrizione e rigenerazione; la rivascolarizzazione degli innesti di osso cancelloso è 10 volte più veloce di quella degli innesti corticali. La ricrescita dei vasi in un innesto di 0,5 cm3 di osso cancelloso avviene dopo 1 settimana. Anche il potenziale rigenerativo della cresta residua è un fattore chiave. Le creste altamente atrofizzate sono solitamente costituite da osso corticale, che non è ben vascolarizzato e non fornisce molte cellule. Questi fattori possono influenzare il tempo necessario per il rimodellamento dell'innesto. Una scarsa rigenerazione clinica può essere visualizzata da una scarsa emorragia a causa di un inadeguato apporto di sangue o da una struttura e un colore disomogenei.

Mobilità dell'innesto:

Se l'innesto non è integrato correttamente, il posizionamento dell'impianto può allentare l'innesto. La scarsa rigenerazione ossea o l'irritazione meccanica da parte della protesi provvisoria sono possibili ragioni. Gli osteoblasti si differenziano in fibroblasti sotto carico meccanico. Se si osserva la mobilità dell'innesto, bisogna rimuovere il tessuto molle, provocare un'emorragia e salvare il frammento mobile con delle viti per lasciarlo guarire per altri 3-4 mesi.

Le tecniche di rigenerazione ossea guidata hanno una serie unica di complicazioni postoperatorie. La maggior parte delle complicazioni può essere prevenuta con modifiche delle tecniche di base. Quando si verificano complicazioni, il fallimento del trattamento non ne consegue necessariamente, ma la prevedibilità del successo della rigenerazione diminuisce. [100]

La rigenerazione ossea guidata (GBR) è un mezzo prevedibile per ripristinare il tessuto osseo perso. La GBR migliora la formazione di nuovo osso nei difetti dell'alveolo di estrazione, nell'aumento della cresta orizzontale e verticale, nelle carenze ossee periimplantari e nella correzione dei difetti di deiscenza e fenestrazione intorno agli impianti. Richiede eccellenti abilità chirurgiche ed è altamente sensibile alla tecnica.

La rigenerazione ossea si verifica in modo prevedibile dopo l'applicazione di GBR ricapitolando l'ossificazione intramembranosa. Inoltre, l'evidenza preclinica e clinica disponibile suggerisce che la GBR costituisce un approccio terapeutico di successo per il trattamento dei difetti ossei periimplantari e per la conservazione delle dimensioni e della configurazione dell'alveolo dopo l'estrazione del dente.

L'uso della GBR nell'implantologia è comune in combinazione con l'aumento dell'osso, l'inserimento dell'impianto dopo l'estrazione e i siti di estrazione con conservazione della cresta. Un approccio stratificato alla GBR migliora le percentuali di successo e diminuisce il tempo di guarigione. Il prelievo di osso particolato con fresa Trephine dalla tuberosità e dal ramo è spesso utilizzato per questa tecnica. Le curve di apprendimento di queste procedure sono più facili dell'innesto osseo a blocchi e le complicazioni sono minori. Di conseguenza, quasi tutti i chirurghi implantologi dovrebbero essere in grado di usare il GBR come parte regolare di un protocollo di trattamento chirurgico implantare.

Inoltre, l'aumento osseo laterale e verticale delle creste alveolari atrofiche prima o in concomitanza con il posizionamento dell'impianto può essere ottenuto tramite l'applicazione di GBR, anche se con diversi gradi di successo. Studi clinici accuratamente progettati con sufficiente potenza statistica sarebbero utili per chiarire l'impatto dei fattori relativi al sito e al paziente sull'efficacia e sulla prevedibilità del trattamento GBR. In definitiva, l'obiettivo sarebbe quello di ottimizzare il processo di selezione dei casi e di introdurre linee guida in termini di sviluppo del protocollo terapeutico GBR.

Oggi, poiché i medici devono affrontare difetti più grandi e più difficili, non spaziali, i problemi della copertura dei tessuti molli e della rigenerazione completa del volume del difetto diventano ancora più complessi. I ricercatori si sono rivolti al potenziale di guarigione dei biologici (cioè, fattori di crescita citochinici e terapia cellulare dal vivo), dove la speranza è che, in sostanza, i biologici possano "portare indietro l'orologio" e attivare il potenziale di guarigione che si trova solo nei pazienti molto giovani e nell'embrione. Attualmente si stanno esaminando terapie basate su cellule vive: prima con espansioni cellulari allogeniche e più recentemente con la prima approvazione della FDA (marzo 2012) di una combinazione confluente di cheratinociti e fibroblasti per il trattamento delle "condizioni mucogengivali". In effetti, c'è la speranza che questi nuovi biologici ingegnerizzati con i tessuti possano inaugurare un'era completamente nuova di possibilità rigenerative, riducendo la difficoltà chirurgica e migliorando la prevedibilità della rigenerazione in una gamma estesa di difetti parodontali e ossei.

La ricerca futura dovrebbe concentrarsi su:

1. L'indagine dei meccanismi molecolari alla base del processo di guarigione delle ferite dopo l'applicazione di GBR.

2. L'applicazione del GBR a livello molecolare sarà di grande importanza per sviluppare e implementare nuove strategie terapeutiche. (Per esempio, ingegneria tissutale, consegna di farmaci e terapia genica).

3. L'identificazione dei fattori legati al sito e al paziente che hanno un impatto sull'efficacia e la prevedibilità della terapia GBR.

4. La valutazione della fisiopatologia del processo di guarigione della GBR in presenza di condizioni sistemiche e il suo potenziale effetto sulla guarigione.

BIBLIOGRAFIA

1. Chappuis V, Araújo MG, Buser D. Rilevanza clinica delle alterazioni dimensionali dell'osso e dei tessuti molli dopo l'estrazione in siti estetici. Parodontologia 2000. 2017 Feb 1;73(1):73-83.

2. Liu J, Kerns DG. Suppl 1: Meccanismi di rigenerazione ossea guidata: Una revisione. La rivista aperta di odontoiatria. 2014;8:56.

3. Tomlin EM, Nelson SJ, Rossmann JA. Suppl 1: Conservazione della cresta per la terapia implantare: una revisione della letteratura. La rivista di odontoiatria aperta. 2014;8:66.

4. Hansson S, Halldin A. Il riassorbimento della cresta alveolare dopo l'estrazione del dente: Una conseguenza di un principio fondamentale della fisiologia ossea. Giornale di biomeccanica dentale. 2012;3.

5. Aghaloo TL, Moy PK. Quali tecniche di aumento dei tessuti duri hanno più successo nel fornire un supporto osseo per il posizionamento dell'impianto? International Journal of Oral & Maxillofacial Implants. 2007 Nov 2;22(7).

6. Buser D, Chappuis V, Kuchler U, Bornstein MM, Wittneben JG, Buser R, Cavusoglu Y, Belser UC. Stabilità a lungo termine del posizionamento precoce dell'impianto con aumento del contorno. Giornale della ricerca dentale. 2013 Dec;92(12_suppl):176S-82S.

7. Karfeld-Sulzer LS, Weber FE. Sviluppo di biomateriali per la rigenerazione ossea orale e maxillofacciale. Journal of the Korean Association of Oral and Maxillofacial Surgeons. 2012 Oct 1;38(5):264-70.

8. Nyman S, Lindhe J, Karring T, Rylander h. Nuovo attacco dopo il trattamento chirurgico della malattia parodontale umana. J Clin periodontol 1982;9:290-6.

9. Scantlebury T, Ambruster J. Lo sviluppo della rigenerazione guidata: rendere possibile l'impossibile e prevedibile l'imprevedibile. Journal of Evidence-Based Dental Practice. 2012 Sep 1;12(3):101-17.

10. Becker W, Becker BE, Prichard JF, Caffesse R, Rosenberg E, Gian-Grasso J. Isolamento delle radici per nuove procedure di attacco. Un metodo chirurgico e di sutura: tre case report. J periodontol 1987; 58(12):819-26.

11. Becker W, Becker BE, Berg L, Prichard J, Caffesse R, Rosenberg E. Nuovo attacco dopo il trattamento con procedure di isolamento radicolare: rapporto su furcazioni di III e II classe e difetti ossei verticali trattati. Int J periodontics Restorative Dent 1988;8(3):8-23.

12. Bowers Gm, Schallhorn RG, mcClain pK, Morrison Gm, Morgan R, Reynolds MA. Fattori che influenzano il risultato della terapia rigenerativa nelle forcazioni mandibolari di classe II. parte I. J periodontol 2003;74(9):1255-68.

13. Cortellini p, pini prato G, Tonetti mS. rigenerazione parodontale di difetti intraossei umani con membrane rinforzate in titanio. Uno studio clinico controllato. J periodontol 1995;66(9):797-803.

14. Bunyaratavej p, Wang hL. Membrane di collagene: una revisione. J periodontol 2001;72(2):215-29.

15. Gottlow J, Nyman S, Karring T. mantenimento del nuovo attaccamento attraverso la rigenerazione guidata dei tessuti. J Clin periodontol 1992;19(5):315-7.

16. Aghaloo TL, Moy PK. Quali tecniche di aumento dei tessuti duri hanno più successo nel fornire un supporto osseo per il posizionamento dell'impianto? J Oral maxillofac Implants 2007;22(Suppl):49-7.

17. Dahlin C, Simion m, hatano N. Follow-up a lungo termine sui livelli dei tessuti molli e duri dopo il trattamento di rigenerazione ossea guidata in combinazione con un materiale da otturazione xenogenico: uno studio clinico prospettico di 5 anni. Clin Implant Dent Relat Res 2010;12(4):263-70.

18. Wallace SS, Froum SJ. Effetto dell'aumento del seno mascellare sulla sopravvivenza degli impianti dentali endossei. Una revisione sistematica. Ann periodontol 2003;8:328-343.

19. McAllister BS. Haghighat. Una tecnica di aumento dell'osso. J Periodontol. 2007;78:377-96.

20. Nyman R, Magnusson M, Sennerby L, Nyman S, Lundgren D. Rigenerazione ossea guidata da membrane: Difetti segmentari del radio studiati nel coniglio. Acta Orthopaedica Scandinavica. 1995 Jan 1;66(2):169-73.

21. Fritz ME, Eke PI, Malmquist J, Hardwick R. Osservazioni cliniche e microbiologiche dell'esposizione precoce della membrana di politetrafluoroetilene nella rigenerazione ossea guidata. Rapporti di casi nei primati. Giornale di parodontologia. 1996 Mar;67(3):245-9.

22. Zitzmann NU, Naef R, Schärer P. Membrane riassorbibili contro membrane non riassorbibili in combinazione con Bio-Oss per la rigenerazione ossea guidata. Int J Oral Maxillofac Implants 1997;12:844-852.

23. Hürzeler MB, Kohal RJ, Naghshbandl J, Mota LF, Conradt J, Hutmacher D, Caffesse RG. Valutazione di una nuova barriera bioresorbibile per facilitare la rigenerazione ossea guidata intorno ai fili dell'impianto esposti: Uno studio sperimentale nella scimmia. Rivista internazionale di chirurgia orale e maxillofacciale. 1998 Aug 1;27(4):315-20.

24. Watzinger F, Luksch J, Millesi W, Schopper C, Neugebauer J, Moser D, Ewers R. Rigenerazione ossea guidata con membrane in titanio: uno studio clinico. British Journal of Oral and Maxillofacial Surgery. 2000 Aug 1;38(4):312-5.

25. Carpio L, Loza J, Lynch S, Genco R. Rigenerazione ossea guidata intorno agli impianti endossei con minerale osseo bovino anorganico. Uno studio controllato randomizzato che confronta barriere bioassorbibili contro barriere non riassorbibili. Giornale di parodontologia. 2000 Nov 1;71(11):1743-9.

26. Nociti Jr FH, Sallum EA, Stefani CM, Sallum AW, Machado MN, Caffesse RG. Valutazione della rigenerazione ossea guidata e/o degli innesti ossei nel trattamento dei difetti peri-implantari indotti da legatura: uno studio

morfometrico nei cani. Giornale di implantologia orale. 2000 Dec;26(4):244-9.

27. Zitzmann NU, Schärer P, Marinello CP. Risultati a lungo termine degli impianti trattati con rigenerazione ossea guidata: Uno studio prospettico di 5 anni. Int J Oral Maxillofac Implants 2001;16:355-366.

28. Von Arx T, Buser D. Aumento della cresta orizzontale utilizzando innesti a blocco autogeni e la tecnica di rigenerazione ossea guidata con membrane di collagene: uno studio clinico su 42 pazienti. Ricerca clinica sugli impianti orali. 2006 Aug 1;17(4):359-66.

29. Friedmann A, Strietzel FP, Maretzki B, Pitaru S, Bernimoulin JP. Valutazione istologica dell'osso mascellare aumentato utilizzando una nuova membrana barriera in collagene rispetto a una membrana barriera standard per proteggere un materiale sostitutivo osseo granulare. Ricerca clinica sugli impianti orali. 2002 Dec 1;13(6):587-94.

30. Buser D, Ingimarsson S, Dula K, Lussi A, Hirt HP, Belser Uc. Stabilità a lungo termine degli impianti osteointegrati nell'osso aumentato: Uno studio prospettico di 5 anni in pazienti parzialmente edentuli. Int J Periodontics Restorative Dent 2002;22: 1 08-117.

31. Fujihara K, Kotaki M, Ramakrishna S. Membrana di rigenerazione ossea guidata in nanofibre composite di policaprolattone/carbonato di calcio. Biomateriali. 2005 Jul 1;26(19):4139-47.

32. Meijndert L, Raghoebar GM, Schüpbach P, Meijer HJ, Vissink A. Qualità dell'osso nel sito dell'impianto dopo la ricostruzione di un difetto locale della cresta anteriore mascellare con osso del mento o osso bovino cancellato deproteinizzato. Rivista internazionale di chirurgia orale e maxillofacciale. 2005 Dec 1;34(8):877-84.

33. Schwarz F, Herten M, Ferrari D, Wieland M, Schmitz L, Engelhardt E, Becker J. Rigenerazione ossea guidata in difetti di tipo deiscenza utilizzando idrossiapatite bifasica + beta fosfato tricalcico (Bone Ceramic®) o un minerale osseo naturale rivestito di collagene (BioOss Collagen®):

uno studio immunoistochimico nei cani. Rivista internazionale di chirurgia orale e maxillofacciale. 2007 Dec 1;36(12):1198-206.

34. Park SH, Wang HL. Importanza clinica della posizione dell'incisione sulla rigenerazione ossea guidata: studio umano. Giornale di parodontologia. 2007 Jan;78(1):47-51.

35. Meijndert L, Raghoebar GM, Meijer HJ, Vissink A. Caratteristiche cliniche e radiografiche di sostituzioni di denti singoli precedute da un aumento locale della cresta: uno studio clinico prospettico randomizzato. Ricerca clinica sugli impianti orali. 2008 Dec 1;19(12):1295-303.

36. Jung RE, Hälg GA, Thoma DS, Hämmerle CH. Uno studio clinico randomizzato e controllato per valutare una nuova membrana per la rigenerazione ossea guidata intorno agli impianti dentali. Ricerca clinica sugli impianti orali. 2009 Feb 1;20(2):162-8.

37. Schwarz F, Sahm N, Bieling K, Becker J. Trattamento chirurgico rigenerativo delle lesioni da peri-implantite utilizzando un'idrossiapatite nanocristallina o un minerale osseo naturale in combinazione con una membrana di collagene: un rapporto di follow-up clinico di quattro anni. Giornale di parodontologia clinica. 2009 Sep 1;36(9):807-14.

38. Beitlitum I, Artzi Z, Nemcovsky CE. Valutazione clinica di particelle allogene con e senza innesti di osso autogeno e membrane di collagene riassorbibili per l'aumento dell'osso delle creste alveolari atrofiche. Ricerca clinica degli impianti orali. 2010 Nov 1;21(11):1242-50.

39. Annen BM, Ramel CF, Hammerle CH, Jung RE. Uso di una nuova membrana di collagene cross-linked per il trattamento dei difetti di deiscenza peri-implantari: uno studio clinico randomizzato controllato in doppio cieco. Rivista europea di implantologia orale. 2011 Jun 1;4(2).

40. Van Assche N, Michels S, Naert I, Quirynen M. Studio controllato randomizzato per confrontare due sostituti ossei nel trattamento delle deiscenze ossee. Implantologia clinica e ricerca correlata. 2013 Aug 1;15(4):558-68.

41. Amorfini L, Migliorati M, Signori A, Silvestrini Biavati A, Benedicenti S. Block allograft technique versus standard guided bone regeneration: a randomized clinical trial. Clinical implant dentistry and related research. 2014 Oct 1;16(5):655-67.

42. Mordenfeld A, Johansson CB, Albrektsson T, Hallman M. Uno studio clinico randomizzato e controllato di due diverse composizioni di osso bovino deproteinizzato e osso autogeno utilizzate per l'aumento della cresta laterale. Ricerca clinica sugli impianti orali. 2014 Mar 1;25(3):310-20.

43. Merli M, Moscatelli M, Mariotti G, Rotundo R, Bernardelli F, Nieri M. Variazione del livello osseo dopo aumento verticale della cresta: barriere riassorbibili contro barriere rinforzate in titanio. Uno studio clinico randomizzato in doppio cieco della durata di 6 anni. International Journal of Oral & Maxillofacial Implants. 2014 Aug 1;29(4).

44. Santana RB, Santana CM. Un confronto clinico tra la rigenerazione ossea guidata con ceramica ossea potenziata con fattore di crescita derivato dalle piastrine e l'innesto di un blocco di osso autogeno. Rivista internazionale di impianti orali e maxillofacciali. 2015 May 1;30(3).

45. Tsuchiya S, Ohmori M, Hara K, Fujio M, Ikeno M, Hibi H, Ueda M. Uno studio sperimentale sulla rigenerazione ossea guidata utilizzando una membrana di polilattide-co-glicolide con mezzo condizionato immobilizzato. Rivista internazionale di impianti orali e maxillofacciali. 2015 Sep 1;30(5).

46. Kim Y, Kim TK, Leem DH. Studio clinico di una tecnica di avanzamento del lembo senza incisione verticale per la rigenerazione ossea guidata. Giornale internazionale degli impianti orali e maxillofacciali. 2015 Sep 1;30(5).

47. Chappuis V, Rahman L, Buser R, Janner SF, Belser UC, Buser D. Efficacia dell'aumento del contorno con rigenerazione ossea guidata: Risultati a 10 anni. Journal of dental research. 2017 Oct 1:0022034517737755.

48. Basler T, Naenni N, Schneider D, Hämmerle CH, Jung RE, Thoma DS. Studio clinico controllato randomizzato che valuta due membrane per la rigenerazione ossea guidata di difetti ossei peri implantari: Risultati a 3 anni. Ricerca clinica sugli impianti orali. 2018 Apr 15.

49. Arunjaroensuk S, Panmekiate S, Pimkhaokham A. La stabilità dell'osso aumentato tra due membrane diverse utilizzate per la rigenerazione ossea guidata simultaneamente al posizionamento dell'impianto dentale nella zona estetica. International Journal of Oral & Maxillofacial Implants. 2018 Jan 1;33(1).

50. Kostopoulos L, Karring T. Rigenerazione ossea guidata in difetti mandibolari nei ratti utilizzando un polimero bioresorbibile. Ricerca clinica sugli impianti orali. 1994 Jun 1;5(2):66-74.

51. Wang HL, Boyapati L. Principi "PASS" per una rigenerazione ossea prevedibile. Odontoiatria implantare. 2006 Mar 1;15(1):8-17.

52. TANAKA S, MATSUZAKA K, SATO D, INOUE T. Caratteristiche dell'osso appena formato durante la rigenerazione ossea guidata: analisi dell'espressione di cbfa-1, osteocalcina e VEGF. J Oral Implantol 2007; 33: 321-326

53. LIMA LL, GONCALVES PF, SALLUM EA, CASATI MZ, NOCITI FH Jr. La rigenerazione guidata dei tessuti può modulare l'espressione genica nei difetti intraossei parodontali: uno studio umano. J Periodontal Res 2008; 43: 459-464.

54. BINDER NB, NIEDERREITER B, HOFFMANN O, STANGE R, PAP T, STULNIG TM, MACK M, ERBEN RG, SMOLEN JS, REDLICH K. Estrogeno-dipendente e C-C chemokine receptor-2dependente percorsi determinare il comportamento osteoclasti in osteoporosi. Nat Med 2009; 15: 417-424.

55. XING Z, LU C, HU D, YU YY, WANG X, COLNOT C, NAKAMURA M, WU Y, MICLAU T, MARCUCIO RS. Molteplici ruoli per CCR2 durante la guarigione delle fratture. Dis Model Mech 2010; 3: 451-458.

56. TURRI A, ELGALI I, VAZIRISANI F, JOHANSSON A, EMANUELSSON L, DAHLIN C, THOMSEN P, OMAR O. La rigenerazione ossea guidata è promossa dagli eventi molecolari nel comparto della membrana. Biomateriali 2016; 84: 167-183.

57. WAKABAYASHI RC, IHA DK, NIU JJ, JOHNSON PW. Produzione di citochine da parte di cellule aderenti a membrane rigenerative. J Periodontal Res 1997; 32: 215-224.

58. GHANAATI S. Le membrane di collagene I-III non cross-linked a base di porcellana non richiedono alti tassi di vascolarizzazione per la loro integrazione nel letto di impianto: un cambiamento di paradigma. Acta Biomater 2012; 8: 3061-3072.

59. Elgali I, Omar O, Dahlin C, Thomsen P. Rigenerazione ossea guidata: materiali e meccanismi biologici rivisitati. European journal of oral sciences. 2017 Oct 1.

60. Black RA, Kronheim SR, Cantrell M et al: Generation of biologically active interleukin-1 beta by proteolytic cleavage of the inactive precursor, J Biol Chem 263: 9437-9442, 1988.

61. Gailit J, Welch MP, Clark RA: TGF-beta 1 stimola l'estrazione delle integrine dei cheratinociti durante la riepitelizzazione delle ferite cutanee, J Invest Dermatol 103:221-227, 1994.

62. Perala DG, Chapman RJ, Gelfand JA et al: Relative production of IL-1 beta and TNF alpha by mononuclear cells after exposure to dental implants, J Periodontol 63:426-430, 1992.

63. Shida J, Trindade MC, Goodman SB et al: Induction of interleukin-6 release in human osteoblast-like cells exposed to titanium particles in vitro, Calcif Tissue Int 67:151-155, 2000.

64. Shull MM, Ormsby I, Kier AB et al: Interruzione mirata del gene del fattore di crescita trasformante-beta 1 del topo risulta in una malattia infl ammatoria multifocale, Natura 359: 693-699, 1992.

65. Shweiki D, Itin A, Neufeld G et al: Patterns of expression of vascular endothelial growth factor (VEGF) and VEGF receptors in mice suggest a role in hormonally regulated angiogenesis, J Clin Invest 91:2235-2243, 1993.

66. Schultze-Mosgau S, Blatz MB, Wehrhan F et al: Principles and mechanisms of peri-implant soft tissue healing, Quintessence Int 36:759-769, 2005.

67. Rosen PS: Usare il fattore di crescita ricombinante derivato dalle piastrine per facilitare la guarigione delle ferite. Compend Contin Educ Dent 27:520-525, 2006.

68. Zhang Y, Zhang X, Shi B, Miron RJ. Membrane per la rigenerazione guidata di tessuti e ossa. Annali di chirurgia orale e maxillofacciale. 2013 Feb 1;1(1):10.

69. Sam G, Pillai BR. Evoluzione delle membrane a barriera nella rigenerazione parodontale - "Le membrane di terza generazione sono davvero qui? Giornale di ricerca clinica e diagnostica: JCDR. 2014 Dec;8(12):ZE14.

70. Dimitriou R, Mataliotakis GI, Calori GM, Giannoudis PV. Il ruolo delle membrane barriera per la rigenerazione ossea guidata e il ripristino di grandi difetti ossei: attuale evidenza sperimentale e clinica. BMC medicina. 2012 Dec;10(1):81.

71. Wang J, Wang L, Zhou Z, Lai H, Xu P, Liao L, Wei J. Membrane polimeriche biodegradabili applicate nella rigenerazione guidata di ossa/tessuti: una revisione. Polimeri. 2016 Mar 29;8(4):115.

72. Sun X, Xu C, Wu G, Ye Q, Wang C. Poli (acido lattico-co-glicolico): Applicazioni e prospettive future per la rigenerazione del tessuto parodontale. Polimeri. 2017 Jun 1;9(6):189.

73. Preeja C, Arun S. Fibrina ricca di piastrine: il suo ruolo nella rigenerazione parodontale. Il Saudi Journal for Dental Research. 2014 Jul 1;5(2):117-22.

74. Sheikh Z, Najeeb S, Khurshid Z, Verma V, Rashid H, Glogauer M. Materiali biodegradabili per la riparazione ossea e applicazioni di ingegneria dei tessuti. Materiali. 2015 Aug 31;8(9):5744-94.

75. Oryan A, Alidadi S, Moshiri A, Maffulli N. Medicina rigenerativa ossea: opzioni classiche, nuove strategie e direzioni future. Journal of orthopaedic surgery and research. 2014 Dec;9(1):18.

76. Newman MG, Takei H, Klokkevold PR, Carranza FA. Parodontologia clinica di Carranza. Elsevier health sciences; 2011 Feb 14.

77. Reininger D, Cobo-Vázquez C, Monteserín-Matesanz M, López-Quiles J. Complicazioni nell'uso del corpo mandibolare, del ramo e della sinfisi come siti donatori nella chirurgia degli innesti ossei. Una revisione sistematica. Medicina orale, patologia orale y cirugia bucal. 2016 Mar;21(2):e241.

78. Brunsvold MA, Mellonig JT. Innesti ossei e rigenerazione parodontale. Parodontologia 2000. 1993 Feb 1;1(1):80-91.

79. Gokul K, Arunachalam D, Balasundaram S, Balasundaram A. VALIDAZIONE DEI GRAFFI OSSEO IN TERAPIA PERIODONTALE - UNA RIVISTA. Rivista internazionale di ricerca attuale e revisione. 2014 Jul 15;6(14):7.

80. Neira MI. Un approccio efficiente alla sintesi di un cemento osseo di fosfato di calcio e il suo rinforzo con cristalli di idrossiapatite di varie morfologie di particelle. Univ Santiago de Compostela; 2008.

81. Karatzas S, Zavras A, Greenspan D, Amar S. Osservazioni istologiche della guarigione della ferita parodontale dopo il trattamento con PerioGlas nei primati non umani. International Journal of Periodontics & Restorative Dentistry. 1999 Oct 1;19(5).

82. Nasr HF, Aichelmann Reidy ME, Yukna RA. Osso e sostituti dell'osso. Parodontologia 2000. 1999 Feb 1;19(1):74-86.

83. Misch CE. Implantologia dentale contemporanea-E-Book. Elsevier Health Sciences; 2007 Nov 26.

84. Kim TH, Kim SH, Sándor GK, Kim YD. Confronto tra plasma ricco di piastrine (PRP), fibrina ricca di piastrine (PRF) e fattore di crescita concentrato (CGF) nella guarigione dei difetti del cranio di coniglio. Archivi di biologia orale. 2014 May 1;59(5):550-8.

85. Tejeda NH, Buendía MD. Rialzo del seno mascellare e posizionamento simultaneo dell'impianto con PRGF (plasma ricco di fattori di crescita), idrossiapatite e innesto allogenico. Rapporto di sette anni. Revista Odontológica Mexicana. 2013 Jul;17(3):173-8.

86. Buser D, editore. 20 anni di rigenerazione ossea guidata in implantologia. Quintessence Publishing Company; 2009.

87. Simion M, Jovanovic SA, Tinti C, Parma-Benfenati S. Valutazione a lungo termine di impianti osteointegrati inseriti al momento o dopo un aumento verticale della cresta. Uno studio retrospettivo su 123 impianti con 1-5 anni di follow-up. Clin Oral Implants Res 2001;12:35-45

88. Roberts WE, Huja SS. Fisiologia ossea, metabolismo e biomeccanica nella pratica ortodontica. Graber LW, Jr RLV, Vig KWL, Huang GJ. Ortodonzia: Current Principles and Techniques. 2016 Jul 15;6:99-152.

89. Renvert S, Polyzois I, Claffey N. Terapia chirurgica per il controllo della peri-implantite. Ricerca clinica sugli impianti orali. 2012 Oct 1;23(s6):84-94.

90. Schwarz F, Herten M, Sager M, Bieling K, Sculean A, Becker J. Confronto dei difetti ossei peri implantari naturali e indotti dalla legatura nell'uomo e nel cane. Ricerca clinica sugli impianti orali. 2007 Apr 1;18(2):161-70.

91. McAllister BS, Haghighat K. Tecniche di aumento dell'osso. Giornale di parodontologia. 2007 Mar;78(3):377-96.

92. Passi D, Singh M, Dutta SR, Sharma S, Atri M, Ahlawat J, Jain A. Nuova classificazione proposta dei difetti periimplantari: Un aggiornamento critico. Journal of oral biology and craniofacial research. 2017 Jan 1;7(1):58-61.

93.   Rispoli L, Fontana F, Beretta M, Poggio CE, Maiorana C. Linee guida per la chirurgia delle membrane barriera nella rigenerazione ossea guidata (GBR). J. Otolaryngol. Rhinol. 2015;1:1-8.

94.   Rosenberg ES, Cutler SA. L'effetto del fumo di sigaretta sul successo a lungo termine della rigenerazione guidata dei tessuti: uno studio preliminare. Annali del Royal Australasian College of Dental Surgeons. 1994 Apr;12:89-93.

95.   Schwartz-Arad D, Levin L, Sigal L. Successo chirurgico dell'innesto osseo intraorale autogeno a blocchi per l'aumento della cresta alveolare. Odontoiatria implantare. 2005 Jun 1;14(2):131-8.

96.   Mora F, Etienne D, Ouhayoun JP. Trattamento dei difetti angolari interprossimali mediante rigenerazione tissutale guidata: 1 anno di follow up. Giornale della riabilitazione orale. 1996 Sep 1;23(9):599-606.

97.   Murphy KG, Gunsolley JC. Rigenerazione guidata dei tessuti per il trattamento dei difetti parodontali intraossei e della forcazione. Una revisione sistematica. Annali di parodontologia. 2003 Dec 1;8(1):266-302.

98.   Machtei EE. L'effetto dell'esposizione della membrana sull'esito delle procedure rigenerative nell'uomo: una meta-analisi. Giornale di parodontologia. 2001 Apr 1;72(4):512-6.

99.   Hitti RA, Kerns DG. Rigenerazione ossea guidata nel cavo orale: una revisione. Open Pathol J. 2011;5:33-45.

100.   KhouryF, AntounH, Missika P, editori. Aumento osseo in implantologia ora. Quintessenza; 2007

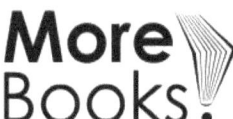
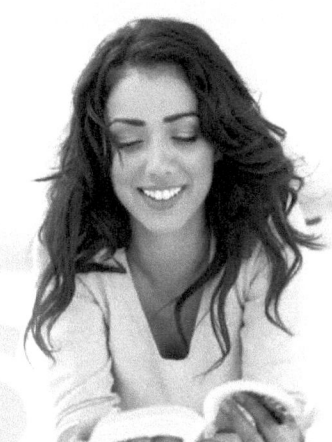
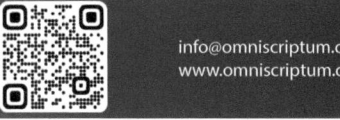
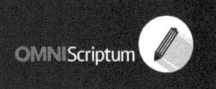

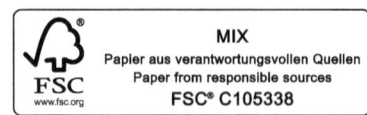
Printed by Books on Demand GmbH, Norderstedt / Germany